Bürogymnastik
für jeden Tag

Compact Verlag

Bisher sind in dieser Reihe u. a. erschienen:
- Atemgymnastik für jeden Tag
- Bauchtraining für jeden Tag
- Beckenbodentraining für jeden Tag
- Kurzentspannung für jeden Tag
- Rückentraining für jeden Tag

© 2008 Compact Verlag München
Alle Rechte vorbehalten. Nachdruck, auch auszugsweise,
nur mit ausdrücklicher Genehmigung des Verlages gestattet.
Alle Angaben wurden sorgfältig recherchiert, eine Garantie
bzw. Haftung kann jedoch nicht übernommen werden.
Zur Veranschaulichung der Übungsbeschreibungen sind
ausschließlich die Illustrationen bestimmt.
Chefredaktion: Dr. Angela Sendlinger
Redaktion: Barbara Fuhrmann
Produktion: Wolfram Friedrich
Abbildungen: Compact Verlag 6; djd/Bundesverband der Deutschen Volks-
banken und Raiffeisenbanken BVR 8; djd/KarstadtQuelle Versicherungen 4 o.;
Engel & Wachs Medienproduktion 18–78; Fotolia.com/Fatman73 16; Fotolia. com/
János Gehring 14; Fotolia.com/milkovasa 4 u.; Fotolia.com/Yuri Arcurs 15;
mauritius images 11, 13; Fotolia.com/Boguslaw Mazur (CD-Symbol)
Titelabbildung: Engel & Wachs Medienproduktion
Umschlaggestaltung: Engel & Wachs Medienproduktion

ISBN 978-3-8174-6629-0
5266291

Besuchen Sie uns im Internet: www.compactverlag.de

Bürogymnastik für jeden Tag

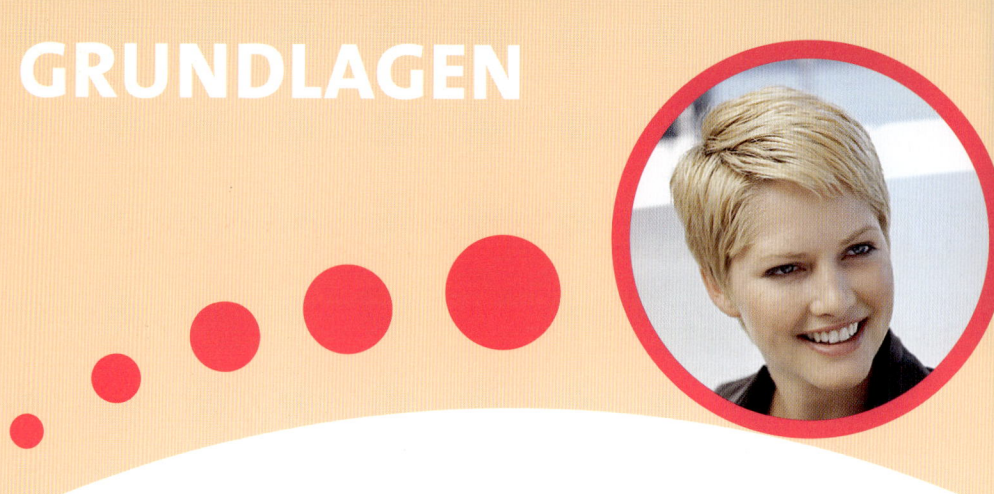

Optimales Management

Die vielen Dringlichkeiten des Büroalltags lassen es manchmal schier unmöglich erscheinen, noch ein wenig Zeit und Raum für persönliche Bedürfnisse zu schaffen. Wir sehnen uns jedoch auch an unserer Arbeitsstelle nach Wohlbefinden und brauchen heute mehr denn je körperliche und geistige Vitalität, um den

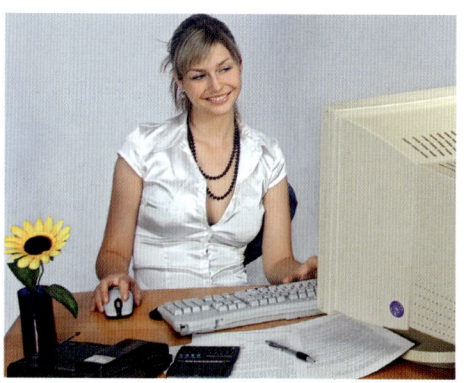

täglichen Anforderungen gerecht zu werden. Darum: Werden Sie aktiv! Mit nur geringem Zeitaufwand können Sie verblüffende Wirkungen erzielen und Ihre Leistungsfähigkeit steigern. Ein regelmäßiges 5-Minuten-Gymnastikprogramm entspannt und schafft einen Ausgleich zu anstrengenden Meetings und stundenlangem Arbeiten am Computer. Es verhilft Ihnen zu einem effektiven Energie- und Fitnessmanagement, durch das Sie auch Ihren Aufgaben im Büro wieder leichter gewachsen sind. Je öfter Sie die Minisequenzen in Ihren Büroalltag einbauen, desto eher werden Sie Fortschritte erkennen können und sich entspannt und fit fühlen.

Ihr Büro als Wohlfühloase

Der Aufenthalt am Arbeitsplatz ist ein Muss, aber er sollte kein notwendiges Übel sein. Es gibt leider immer noch zu viele Büros, in denen es an Licht und Luft mangelt. Trübe Farben beherrschen den Raum und bald auch die Stimmung.

Sehen Sie sich in Ihrem Büro um und verändern Sie zumindest all die kleinen Dinge, die es kleinkariert und ungemütlich machen. Hängen Sie neue Bilder auf, die Sie schön und inspirierend finden. Suchen Sie Pflanzen nach Ihrem Geschmack und gönnen Sie sich hin und wieder einen frischen Blumenstrauß.

Den asiatischen Lehren zufolge können Kristalle, Aromaöle, Farben und kleine Brunnen mit fließendem Wasser dabei helfen, mehr Energie in Ihr Büro zu bringen. Auch die Raumgestaltung und Einrichtung schaffen positive oder aber auch negative Effekte, die es zu vermeiden gilt.

Feng-Shui am Arbeitsplatz

Feng-Shui geht davon aus, dass in allen Dingen Energie fließt. Es gilt, die positiven Energieflüsse zu nutzen und zu unterstützen, sodass die negativen Energien erst gar nicht mehr zum Tragen kommen. Durch Art und Anordnung der Inneneinrichtung können Sie den Energiefluss beeinflussen. Und wenn Sie die Möglichkeit haben, Ihren Arbeitsplatz selbst zu gestalten, sollten Sie dabei einige wichtige Aspekte des Feng-Shui berücksichtigen. Setzen Sie sich z. B. nicht in die direkte Linie zwischen Tür und Fenster, das kann neben dem Durchzug von Kälte auch zu einem Verlust von Energie führen. Sie sollten die Zimmertür also im Blick haben und sich den Rücken frei halten. Pflanzen verbreiten eine beruhigende Atmosphäre. Wählen Sie solche mit runden Blättern, da alles Kantige die Energie bremst. Ein kleiner Brunnen bringt neben der Luftbefeuchtung

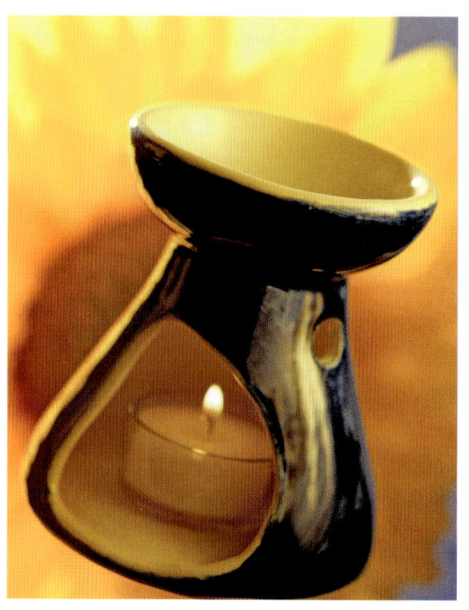

auch die Energie zum Fließen. Außerdem sehr wichtig: Räumen Sie Ihren Schreibtisch auf und teilen Sie ihn in aktive und passive Ablagefläche. Ein ordentlicher Schreibtisch erhöht die Konzentration.

Auch wenn Sie die fernöstlichen Lehren nicht überzeugen, lohnt es sich doch, einen Moment innezuhalten und den Arbeitsplatz unter die Lupe zu nehmen. Schon ein umgestellter Tisch, eine neue Pflanze oder aber Ihr Lieblingsbild an der Wand können mehr Harmonie und innere Ausgeglichenheit schaffen.

Aromatherapie im Büro

Die Aromatherapie ist ein weiterer wichtiger Wohlfühlfaktor, mit dem Sie in unterschiedlichen Situationen schnelle Hilfe erreichen können. Aromaextrakte aus Pflanzen, Blüten etc. werden meist über eine Duftlampe im ganzen Raum verteilt und schaffen eine entspannende, beruhigende oder auch anregende und belebende Atmosphäre. Je nach Duft unterscheidet sich die Wirkung. Achten Sie beim Kauf auf ausschließlich reine Öle, denn nur diese entfalten eine wohltuende Wirkung. Naturidentische Öle oder Parfümöle sind synthetische Produkte, deren Wirkung – ganz im Gegensatz zum gewünschten Ergebnis – auch Kopfschmerz und Übelkeit sein kann. Lassen Sie sich im Reformhaus oder in der Apotheke beraten, welche Düfte Sie am besten verwenden und entwerfen Sie ein ganz persönliches Aromadesign für Ihr Büro.

Aromaöle und ihre Wirkung

Geranie: stimmungshebend, harmonisierend, wirkt Stress entgegen
Lemongras: stärkt die Konzentration, hebt die Stimmung, beflügelt Geist und Körper
Melisse: beruhigt, wirkt gegen Anspannungen, Nervosität, Verstimmungen
Orange: stärkt die Konzentration, wirkt erheiternd, beruhigend und energetisierend
Zitrone: klärt die Gedanken, erfrischt, neutralisiert Gerüche

Gesund und fit im Job

Das bewegte Büro

Da wir im Büro beinahe den ganzen Tag über sitzen, worauf unser Bewegungsapparat nicht ausgelegt ist, sollten wir echte Dynamik in den Arbeitsalltag bringen. Nehmen Sie z. B. die Treppe und verzichten Sie auf den Fahrstuhl. Gehen Sie wenigstens das letzte Stockwerk, wenn Ihr Büro nicht in der ersten Etage liegt. Verbannen Sie häufig gebrauchte Utensilien aus Ihrer Griffnähe und zwingen Sie sich dadurch zum Aufstehen.

Drucker, Kopierer und Faxgeräte sollten, sofern möglich, in einem anderen Raum untergebracht sein. Das reduziert die Schadstoffbelastung sowie die Staubentwicklung in Ihrem Büro und bringt Sie richtig in Bewegung.

Nutzen Sie jede Gelegenheit, Dinge im Stehen zu erledigen: Telefonieren, die Post öffnen, manchmal auch kurze Besprechungen. Jede Unterbrechung des Sitzmarathons wird Ihnen zwar zunächst als anstrengend vorkommen, aber schon bald werden Sie feststellen, wie wohltuend sich dies auf Ihre geistige Leistungsfähigkeit auswirkt. Tipp: Erweitern Sie z. B. Ihren Arbeitsbereich durch ein Stehpult. Es gibt mittlerweile unzählige Variationen zu kaufen. Sie können sogar einen Stehpultaufsatz auf Ihren vorhandenen Schreibtisch montieren.

Außerdem bringt Folgendes mehr Bewegung in Ihren Alltag:

- Wenn Sie Nachdenken müssen, unternehmen Sie einen kleinen Spaziergang. Das macht den Kopf frei für neue Ideen.
- Wenn Sie von Kollegen etwas wissen möchten, gehen Sie hin und verzichten Sie aufs Telefon.
- Es ist egal, wie Sie am Schreibtisch sitzen, die beste Position ist immer die nächste. Man nennt dies „Dynamisches Sitzen". Sie sollten dabei spätestens nach 20 Minuten in die nächste Position wechseln. Dabei dürfen Sie zwischendurch ruhig auch mal eine „Lümmelhaltung" einnehmen, wenn diese später wieder ihren Ausgleich findet.

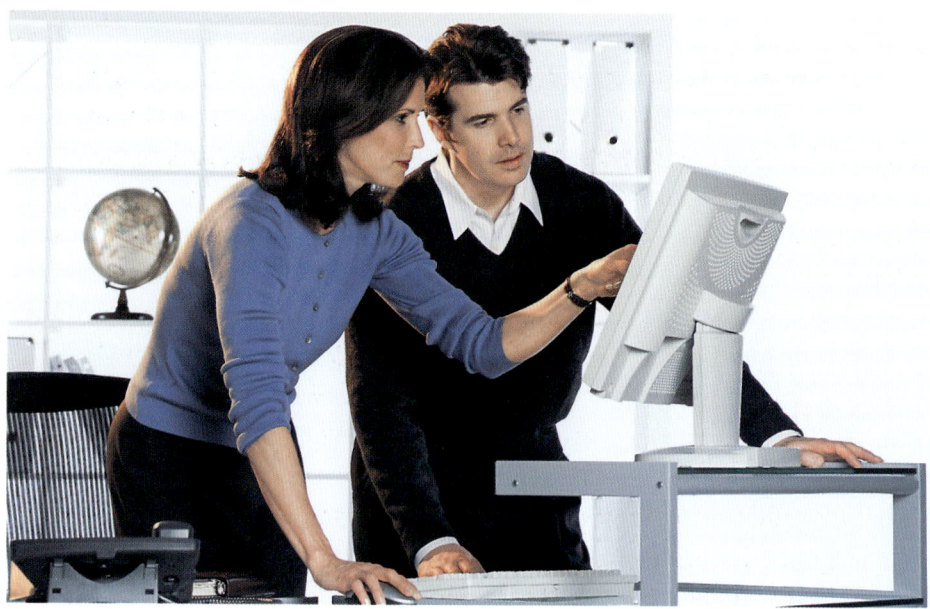

- Seien Sie erfinderisch und versuchen Sie, sich neben Ihrem Schreibtisch einen weiteren Arbeitsplatz zu schaffen, wo Sie zwischendurch zur Abwechslung im Stehen arbeiten können.

Die richtige Büroausstattung

Voraussetzung für einen gesunden Rücken und eine gute Haltung ist natürlich auch die ergonomisch richtige Büroausstattung.

Gesundes Sitzen

Der Bürostuhl sollte dreh- und höhenverstellbar sowie gefedert sein, damit die Wirbelsäule entlastet wird. Achten Sie darauf, dass beim Sitzen die Knie im rechten Winkel gebeugt sind und die Kniekehlen etwas Luft zur Sitzkante haben. So ist eine gute Durchblutung gewährleistet. Die Füße sollten flach auf dem Boden stehen.

Das gehört auf den Schreibtisch

Der ideale Tisch lässt sich in der Höhe variieren. Die Arme sollten bei geradeaus gerichtetem Blick im rechten Winkel aufliegen. Der Abstand zwischen Augen und Bildschirm sollte etwa 50 Zentimeter betragen. Stellen Sie den Monitor möglichst auf Augenhöhe ein. Die Tastatur sollte ungefähr 15 Zentimeter von der Tischkante entfernt sein, damit die Hände locker aufgelegt werden können.

Fehlhaltung

Bei vielen Menschen, die am Computer arbeiten, sieht man die typische Fehlhaltung: hochgezogene Schultern, die meist auch nach vorn hängen, und ein vorgestreckter Kopf. Üben Sie daher die richtige Körperhaltung: Der Kopf sollte sich über dem Rumpf im Lot befinden, sonst müssen die Muskeln im Schulter-Nacken-Bereich Schwerstarbeit leisten und verspannen sich schmerzhaft.

Letztere sollten mit dem Arm eine Gerade bilden und nicht abgeknickt sein. Verwenden Sie evtl. auch Zusatzgeräte, etwa eine Handballenstütze, und halten Sie besonders im Winter die Handgelenke warm. Dokumentenhalter erleichtern die Arbeit, wenn Sie zwischendurch viel lesen müssen. Sie sorgen dafür, dass der Kopf gerade bleibt und nicht immer wieder nach unten sinkt.

Achten Sie außerdem auf die richtige Beleuchtung. Gönnen Sie sich so viel Tageslicht wie möglich. Tageslichtlampen können eine gute Investition sein. Die Grundbeleuchtung sollte flimmerfrei sein und nicht blenden.
Ein Tipp für Vieltelefonierer: Wird der Hörer allzu oft zwischen Ohr und Schulter eingeklemmt, so werden

Arbeiten mit der Maus

Bei der Arbeit am Computer sollte die Maus nahe am Körper positioniert werden.
Eine gute Maus erkennt man an einer großen Auflagefläche und einer Mulde für den Daumen. Wechseln Sie auch häufiger zwischen Maus und Tastatur, indem Sie Kurztastenkombinationen anstelle der Maus verwenden.

die Bänder auf der Gegenseite des Halses überdehnt. Die Folge sind Nacken- und Kopfschmerzen. Ratsam wäre es deshalb, ein Headset zu benutzen.

Stress ade: entspannen

Für die meisten Menschen gehört Stress zum Leben, im Berufsalltag und auch zu Hause. Wir haben es jedoch selbst in der Hand, wie wir damit umgehen. Ob wir unter dem Druck leiden oder ob wir aktiven Widerstand leisten und um die Wiederherstellung des inneren Gleichgewichts bemüht sind. Eigentlich ist Stress ein Überlebenstrick aus Urzeiten, denn die innere Anspannung setzt Energien frei. Das war wichtig, um Fluchtreflexe zu aktivieren. Der Stoffwechsel wird auf Hochtouren gebracht, die Muskelspannung erhöht sich, der Körper mobilisiert seine Kräfte zur Verteidigung.

Da wir aber in unserem Büro weder Kämpfe austragen noch weglaufen können, müssen wir einen anderen Weg finden, die Spannung wieder abzubauen, sonst kommt es auf Dauer zu schmerzhaften Muskelverspannungen im Schulter-Nacken-Bereich.

Außerdem werden Kopfschmerzen und Magenprobleme begünstigt.

Das innere Gleichgewicht lässt sich meist nach kurzer Zeit wiederherstellen, wenn man Stimmungstiefs, Verspannungen und Kopfschmerzen mit den richtigen Übungen begegnet. Wenn Ihnen wieder mal die „Luft wegbleibt" können Sie mit ein paar Sofortmaßnahmen rechtzeitig Abhilfe schaffen. Eine 5-minütige Auszeit genügt, um sich wieder fit und entspannt zu fühlen.

Körpersignale beachten

Hören Sie auf Ihren Körper und treten Sie einen Schritt kürzer, wenn er nach Entspannung verlangt. Folgende Signale deuten eindeutig auf Stress hin:

- schnelle, flache Atemzüge,
- negative Einstellung zum Büroalltag und „Schwarzmalerei",
- Rückenschmerzen und „Einigeln" mit gekrümmtem Rücken und gesenktem Kopf,
- Magenschmerzen und Magendrücken,

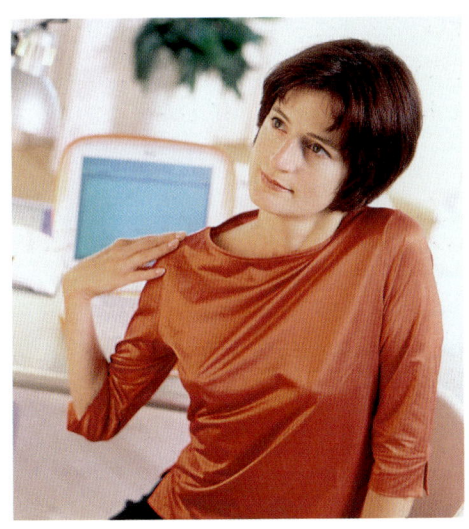

Fitness ganz nebenbei

Blinzeln ist gesund! Durch die Erhöhung der Lidschlagfrequenz wird die Tränensekretion gesteigert. Auch Gähnen treibt Ihnen Wasser in die Augen. Die häufige Erneuerung des Tränenfilms ist wichtig, um die Augen weniger schnell ermüden zu lassen.

- Kopfschmerzen, müde Augen, Augenflimmern und Sehstörungen,
- Müdigkeit und Konzentrationsmangel sowie
- Muskelverspannungen vor allem an Hals, Nacken und Schultern.

Kontrollieren Sie außerdem Ihren Gesichtsausdruck: Ist Ihr Kiefer verspannt und beißen Sie die Zähne zusammen? Runzeln Sie die Stirn? Pressen Sie die Lippen aufeinander? Dann ist es höchste Zeit, etwas für den Stressabbau zu tun.
Viele Hollywoodstars sind der beste Beweis dafür: Entspannungsmethoden liegen im Trend. Gönnen auch Sie sich als Ausgleich zum Stress im Beruf ein paar Minuten Wellness täglich.

Tipps zum Stressabbau

Progressive Muskelentspannung

Der US-amerikanische Arzt Edmund Jakobson lehrte, dass durch Anspannen und bewusstes Entspannen derselben Muskelgruppe ein Erholungseffekt ausgelöst werden kann. Verschiedene Muskelpartien werden dabei ca. vier Sekunden lang intensiv angespannt und anschließend schnell und blitzartig entspannt. Versuchen Sie, den Unterschied ganz bewusst wahrzunehmen und wiederholen Sie den Wechsel zwischen Anspannung und Entspannung einige Male. Diese Methode können Sie auch ganz unbemerkt in den Büroalltag einbauen, wenn Sie Verspannungen, etwa im Schultergürtel, spüren.

Brain Gym

Die sogenannte Gehirngymnastik stützt sich auf die fernöstliche Medizin und postuliert, dass linke und rechte Körperhälfte sowie linke und rechte Gehirnhälfte ausgewogen sein müssen und ein Lernprozess immer durch Bewegung unterstützt wird. Idealerweise durch Übungen, welche die rechte und linke Gehirnhälfte gleichermaßen anregen. Probieren Sie es einfach aus. Setzen Sie sich auf Ihren Bürostuhl und schließen Sie die Augen. Konzentrieren Sie sich für einen Moment und versuchen Sie dann, mit dem Finger eine liegende Acht in die Luft zu zeichnen. Der Kreuzungspunkt der Acht in der Mitte sollte genau auf Nasenhöhe liegen. Wiederholen Sie die Übung einige Male und öffnen Sie dann die Augen, um zu kontrollieren, wo Ihr Mittelpunkt der Acht liegt. In den meisten Fällen werden Sie feststellen, dass Sie schräge Bahnen malen und der Mittelpunkt der Acht nach rechts oder links verschoben ist. Versuchen Sie bewusst, die Acht gerade zu malen und Abweichungen zu korrigieren. Üben Sie ca. zwei Minuten lang und unterstützen Sie so effektiv und nachhaltig die Balance der beiden Gehirnhälften.

Massagen

Hier finden Sie zwei Anregungen, die besonders gut dazu geeignet sind, Sie schnell wieder auf Trab zu bringen. Weitere Massagetechniken, die verspannten Körperregionen die nötige Linderung verschaffen, werden im Übungsteil erklärt.

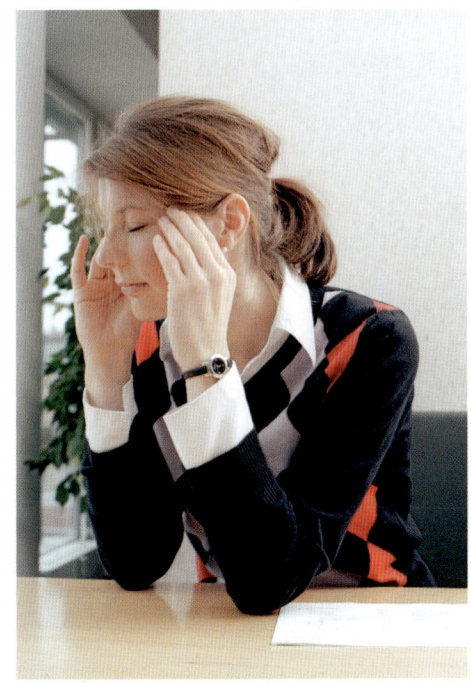

Thymusmassage: Die Thymusdrüse liegt in der Mitte des Brustkorbs hinter dem Brustbein. Sie ist ein sehr wichtiges Organ für unser Immunsystem und trägt zur Stärkung und Aktivierung der Abwehrkräfte bei. Die Thymusdrüse wird durch Stress geschwächt, zieht sich zusammen und wird sehr oft auch zurückgebildet, d. h., sie schrumpft meist mit zunehmendem Alter. Sie kann jedoch reaktiviert und gestärkt werden. Klopfen Sie mit der geschlossenen Faust etwa 10-mal mittig auf die Brust (denken Sie an King Kong). Die Übung lohnt sich für Gesundheit und Wohlbefinden: Unser Abwehrsystem wird gestärkt, Stress wird abgebaut und negative Gedanken werden neutralisiert. Nach dem Trommeln streichen Sie den Bereich mit sanften kreisenden Bewegungen aus.

Klopfmassage: Klopfen bzw. klatschen Sie mit der flachen Hand Ihren gesamten Körper ab. Beginnen Sie mit den Füßen und Beinen und arbeiten Sie sich in Richtung Herz vor. Bearbeiten Sie ebenso die Arme und den Oberkörper. Das Klopfen aktiviert den Stoffwechsel und regt den gesamten Organismus an.

Unser täglicher Sauerstoff

Wir können tagelang ohne Nahrung leben, drei Tage ohne zu trinken, aber nur wenige Minuten, ohne zu atmen. Muffige Büroräume mit schlechter Luft, zu wenig Bewegung im Freien, die Luftverschmutzung in den Städten, in denen sich die vielen Büros ja meist befinden – all das führt zu einem Sauerstoffdefizit unserer Zellen.

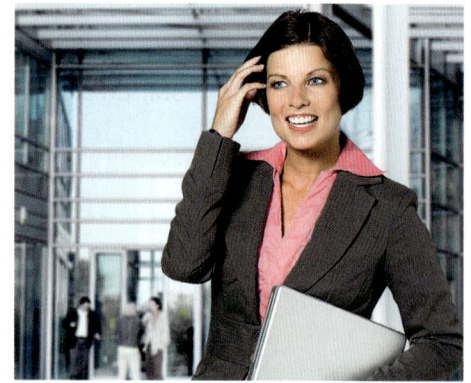

Lüften für ein besseres Raumklima

Ein ungünstiges Raumklima, etwa durch Zigarettenqualm, klimatisierte bzw. überheizte Räume oder unzureichende Luftfeuchtigkeit, führt schnell zu Müdigkeit. Außerdem erhöht sich die elektrostatische Aufladung Ihres Bildschirms, und die Staubpartikel werden damit regelrecht auf Ihr Gesicht und die Augen geschossen.

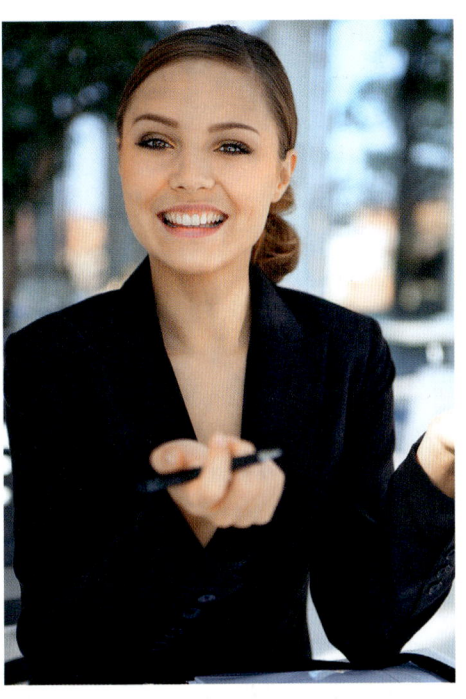

Achten Sie daher darauf, regelmäßig für frische Luft zu sorgen. In den meisten Büros gewährleisten ausreichend große Fenster einen problemlosen Luftaustausch. Als Faustregel gilt: Im Laufe einer Stunde sollte die Raumluft einmal erneuert werden.

Wichtig: ausreichend Luftfeuchtigkeit

Vor allem im Winter sollten Sie auf ausreichend Luftfeuchtigkeit im Büro achten. Da warme Luft mehr Feuchtigkeit aufnehmen kann als kalte haben wir nach dem Lüften im Winter den Effekt, dass die Luftfeuchtigkeit im Raum sinkt. Stellen Sie eventuell einen Verdunstungsluftbefeuchter in den Raum. Aber Vorsicht: Offene Verdunsterflächen, wie Wasserschalen und Heizkörperverdunster, erhöhen die Luftfeuchtigkeit in der Regel nur unwesentlich, sind allerdings oft gefährliche Bakterienverbreiter, wenn das Wasser nicht regelmäßig gewechselt wird.

Atmen gegen Stress und Verspannung

Die Atmung ist für den Menschen von großer Bedeutung, denn wir atmen mit jeder einzelnen Zelle unseres Körpers. Im Gegensatz zu vielen anderen Körperfunktionen können wir unsere Atmung ganz bewusst beeinflussen. Wir können gezielt „in" verschiedene Körperregionen hinein-, schnell und flach, aber auch langsam und tief atmen.

Atemrhythmus und Atemtiefe passen sich immer der jeweiligen Situation an, bei Aufregung wird die Atmung schneller, bei Entspannung sinkt die Atemfrequenz. Tiefe Atmung beruhigt, erhöht die Wahrnehmung und klärt die Gedanken. Atmen wir flach, werden wir nur schlecht mit Sauerstoff versorgt, und es bilden sich Energieblockaden. Stress, Ängste und Unzufriedenheit machen sich breit. Durch eine bewusste Atmung können wir daher körperliche Verspannungen abbauen und Energien freisetzen.

Job Food – gesund und lecker

Etwa 83.000 Stunden unseres Lebens verbringen wir am Arbeits-

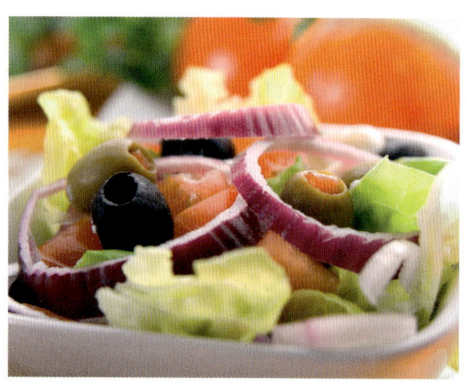

platz. Eine gesetzlich geregelte Mittagspause soll helfen, konzentriert und leistungsfähig zu bleiben. Meist wird diese Auszeit jedoch nicht genutzt, um neue Energie zu tanken. Denn das Essen in der Kantine ist oft zu schwer und kalorienreich, und rund um das Büro befindet sich in vielen Fällen eine „kulinarische Wüste". Die Würstchenbude ist manchmal der einzige Ort, an dem man seinen Magen füllen kann. Oder aber

Zeitmangel lässt Sie die Mittagspause gar nicht erst einhalten.

Dabei ist gerade auf der Arbeit eine ausgewogene Ernährung sehr wichtig, um allen geistigen und körperlichen Anforderungen gerecht zu werden.

Starten Sie mit einem ausgewogenen Frühstück in den Tag. Geeignet sind alle Vollkornprodukte, Joghurt oder Obst. Zwischendurch fördern kleine Fitmacher, bestehend aus Gemüsesticks, Obst und Joghurt, die Konzentrationsfähigkeit und verhindern Heißhungerattacken. Auch Nüsse, Kerne und Sprossen sind ideale Snacks, die Sie in Schwung halten.

Beim Mittagessen gilt: Achten Sie auf eine fettarme Mahlzeit und nehmen Sie sich Zeit zum Essen. Denn Termindruck ist der größte Feind einer gesunden und ausgewogenen Ernährung. Vielleicht können Sie aber auch andere Mitarbeiter für eine „gesunde Mittagspause" gewinnen und Sie sorgen abwechselnd für ein pfiffiges Mittagsmenü?

Tipp: Kochen Sie abends eine vollwertige, gesunde Mahlzeit und nehmen Sie einen Rest davon mit ins Büro. Bei belegten Brötchen greifen Sie möglichst zu Vollkornbrot und belegen es mit vielen frischen Leckerbissen, etwa Tomaten oder Salat. Das hält lange satt und fit.

Wichtig ist es außerdem, neben dem Essen auch ans Trinken zu denken und darauf zu achten, dass immer genügend frisches Wasser vorhanden ist. Ideal sind eineinhalb bis zwei Liter Flüssigkeit pro Tag.

Kantinenessen für Gourmets

Wählen Sie Ihr Kantinenessen kritisch aus und verzichten Sie auf Fettgebratenes. Nehmen Sie lieber einen Salat, streuen Sie mitgebrachte frische Kräuter darüber und werten Sie ihn mit Apfel- bzw. Orangenstücken, Rosinen oder anderen frischen Zutaten ein wenig auf.

Gut geeignet, um das Essen aus Kantine, Imbiss und Co. „aufzupeppen" sind auch geraspelte Karotten, Kohlrabi und Radieschen, die Sie bereits zu Hause vorbereiten und ins Büro mitnehmen können.

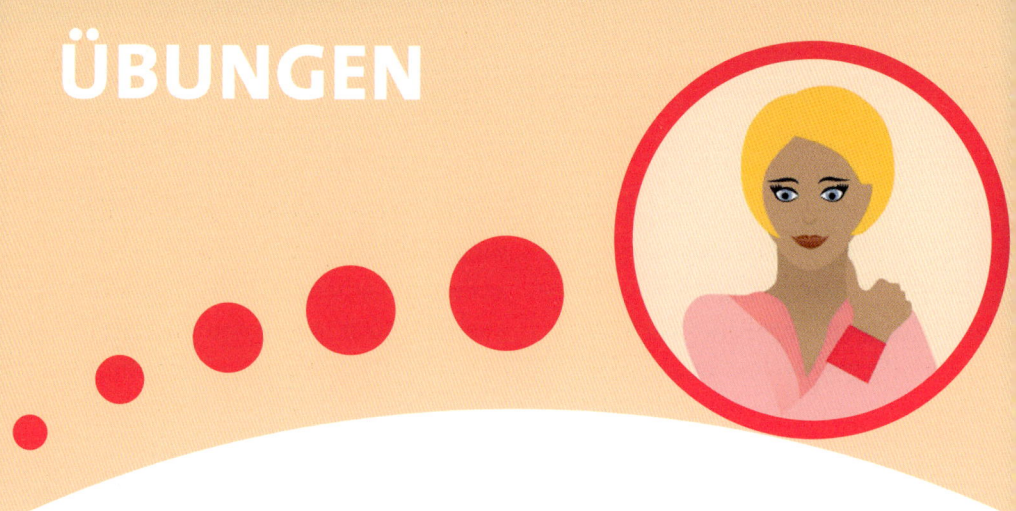

Bürogymnastik im Minutentakt

Die Belastungen durch den Büro-alltag sind heutzutage enorm. Weitgehende Mechanisierung und Automatisierung, wozu auch Auto, Lift und vor allem die Arbeit am Computer gehören, lassen uns nur allzu gerne vergessen, dass jeder Organismus ein gewisses Maß an Bewegung braucht, um gesund zu bleiben.

Die Folgen machen sich schnell bemerkbar: Kopfschmerzen, Verspannungen im Schulterbereich und Nacken, Rückenbeschwerden sowie müde Beine kennen die meisten „Schreibtischtäter". Aber auch Konzentrationsstörungen, Leistungsabfall, Kreislaufstörungen, Nervosität und Müdigkeit treten verstärkt auf.

5 Minuten sind genug

Dabei ist Vorbeugen so einfach: 5 Minuten Bürogymnastik genügen, um rasch neue Energie zu tanken und etwas für Gesundheit und Fitness zu tun. Dieses Kurzprogramm soll Ihnen helfen, gut über den Tag zu kommen und einen Ausgleich zum Büroalltag zu schaffen. Und das Beste daran ist: Viele Übungen können Sie beinahe unbemerkt ausführen. Stecken Sie dieses Buch am besten in Ihre Hand- oder Aktentasche und machen Sie es damit zu Ihrem täglichen Begleiter ins Büro. Oder packen Sie einen Discman ein und nutzen Sie die beiliegende CD als Ihren „Personal Trainer" der etwas anderen Art.

Die Anleitungen sind in 15 Übungseinheiten mit je zwei Übungen unterteilt. Insgesamt haben Sie also die Wahl zwischen 30 Übungen, die Sie natürlich nach Lust und Laune kombinieren können. Das Kurzprogramm beinhaltet zum einen gezielte Workouts, mit denen Sie körperliche Verspannungen lindern oder spezielle Körperbereiche trainieren können, zum anderen aber auch Übungen, mit denen Sie Ihre Konzentrationsfähigkeit steigern und neue Energie tanken. Die Ausführung jeder Einheit dauert etwa 5 Minuten.

Nebenbei trainieren

Alle Übungen eignen sich ideal fürs Büro. Denn sie benötigen für die Ausführung keine speziellen Voraussetzungen, etwa bestimmte Kleidung oder räumliche Bedingungen. Lediglich auf eine gute Raumluft sollten Sie achten. Lüften Sie also kurz vor Ihrem Work-out durch. Sinnvoll ist es auch, zuvor ein Glas Wasser zu trinken, um den Flüssigkeitshaushalt auszugleichen. Die Übungen sind so gewählt, dass Sie ausschließlich im Stehen oder sitzend auf dem Bürostuhl ausgeführt werden können. Die Umsetzung ist daher nicht schwierig.

Vielleicht finden Sie sogar einen Kollegen, der die Übungen mit Ihnen gemeinsam ausführen möchte. Die einzelnen Übungskomplexe können Sie frei wählen – je nachdem, ob Sie sich gerade auf ein anstrengendes Meeting vorbereiten wollen und noch die nötige Energie und Konzentration dazu brauchen oder aber, ob Sie einfach nur Ihre Verspannungen ein wenig lockern möchten. Richten Sie das Training nach Ihren spontanen Bedürfnissen aus, so verhilft es Ihnen zu mehr Fitness und Wohlbefinden am Arbeitsplatz.

Fitte Füße

Da im Büroalltag unsere Füße zumeist in Schuhen stecken, die in den allermeisten Fällen wohl eher der Schönheit denn der Bequemlichkeit dienlich sind, entstehen in unseren Fußgelenken häufig Spannungen, die einen freien Energiefluss behindern. Daher sollten Sie den folgenden Übungen besondere Aufmerksamkeit schenken. Ein gut durchbluteter Fuß macht auch Sie ganz schnell wieder topfit für die Büroarbeit.

Füße abrollen

Übungsablauf

- Stellen Sie sich aufrecht vor Ihren Bürostuhl und halten Sie sich mit einer Hand an der Rückenlehne fest. Die Füße stehen hüftbreit und parallel auseinander, die Knie sind leicht gebeugt.
- Stützen Sie den freien Arm seitlich in Ihre Hüfte und neigen Sie den Oberkörper ein wenig nach vorn.
- Heben Sie nun langsam die Fersen vom Boden ab und ziehen Sie sich, so weit es geht, nach vorn auf die Fußballen hoch. Die Knie schieben Sie dabei über ihre Fußspitzen hinaus.
- Rollen Sie anschließend in die Ausgangsposition zurück.
- Wieder auf der Fußsohle angekommen, rollen Sie noch ein Stück weiter zurück auf die Fersen, strecken dabei die Knie und heben die Fußspitzen vom Boden ab.
- Rollen Sie in einem Durchgang 5-mal auf die Fußspitze und wieder zurück auf die Ferse.

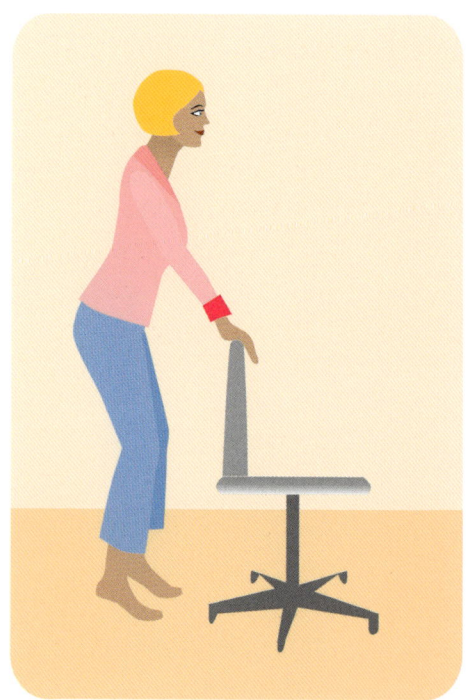

- Danach schütteln Sie Ihre Beine kurz aus und wiederholen die Übung weitere 4-mal.
- Wechseln Sie auch die Hand, mit der Sie sich am Bürostuhl abstützen, um beide Seiten gleichmäßig zu trainieren.

Variation

Um mit dieser Übung auch Ihr Gleichgewicht zu schulen, können Sie etwas länger auf den Zehenspitzen verharren und leicht auf- und abwippen. Eine weitere Mobilisation der Fußgelenke erreichen Sie, indem Sie zwischendurch Ihr Gewicht auf die Außen- oder Innenkante der Füße verlagern. Versuchen Sie, diese Position zu halten und Ihr Gleichgewicht zu finden. Konzentrieren Sie sich vor allem auf den Teil der Übung, der Ihnen am schwersten fällt.

Hilfsmittel

Sollten Sie bei der Ausführung dieser Übung Gleichgewichtsprobleme haben, können Sie auch 2 Stühle oder Ihren Bürostuhl und die Wand zum Abstützen verwenden.

Aufgepasst

Führen Sie die Übung kontrolliert aus und achten Sie darauf, den ganzen Fuß gut durchzubewegen. Ziel ist es, die Fußgelenke zu mobilisieren und den Fuß zu durchbluten.
Achten Sie außerdem immer darauf, dass sich Ihre Knie bei der Vorwärtsbewegung über die Fußspitzen hinausbewegen. Gehen Sie also nicht in den üblichen Ballenstand mit gestreckten Beinen.

Venentraining

Ein Job, bei dem Sie vorwiegend sitzen, ist meist Gift für eine erfolgreiche Arbeit der Venen. Die Folge sind Stauungen, Schmerzen und Schwellungen. Oft spürt man auch ein Schweregefühl in den Beinen. Unterstützen Sie deshalb Ihre Venen mithilfe dieser Übung. Neben der Mobilisation der Fußgelenke erreichen Sie durch die Ausführung auch eine Kräftigung der Wadenmuskulatur – ein gutes Venentraining für Ihre Beine.

Meridiane aktivieren

Übungsablauf

- Setzen Sie sich aufrecht auf Ihren Bürostuhl und legen Sie den linken Fuß auf den rechten Oberschenkel.
- Massieren Sie nun mit der rechten Hand den linken Fuß. Halten Sie ihn dazu in der linken Hand, wobei der Daumen am Fußgewölbe aufliegt, die anderen Finger den Fuß-

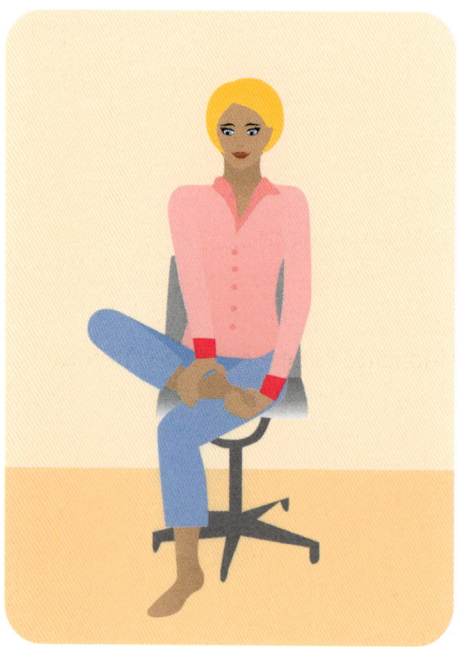

rücken umfassen und so auch von hinten stützen. Ballen Sie dann die rechte Hand zur Faust und streichen Sie mit den Fingerknöcheln vom Fußgewölbe in Richtung Ferse. Zum Fußgewölbe zurück wird die Hand mit einer leichten streichenden Bewegung geführt.
- Ziehen Sie zum Abschluss, mit dem großen Zeh beginnend, die Zehen nacheinander sanft in die Länge und stellen Sie sich dabei vor, wie Sie negative Energien, die sich angestaut haben, aus dem Fuß leiten.
- Wechseln Sie die Seite.
- Massieren Sie jeden Fuß etwa 1 Minute lang.

Variation

Als kleine Variante der Massage können Sie noch den inneren und äußeren Fußrand kneten. Legen Sie dazu, wie in der Grundübung beschrieben, den linken Fuß auf den rechten Oberschenkel. Der Daumen der rechten Hand befindet sich unterhalb des Ballens des großen Zehs, die übrigen Finger liegen auf dem Fußrist. Der Daumen der linken Hand befindet

Fußreflexzonen-massage

Unsere Füße tragen nicht nur das gesamte Körpergewicht, sondern in der Fußsohle liegen sogenannte Meridianpunkte, in denen Energiebahnen enden. Diese durchziehen nach der Lehre der chinesischen Medizin unseren Körper und verbinden unsere Organe und Nerven energetisch miteinander. Der Fuß ist gleichsam eine „Landkarte" des Körpers, und durch die Massage erfahren wir ein allgemeines Wohlbefinden.

befinden sich auf der Fußaußenseite. Massieren Sie dann den anderen Fuß.

Hilfsmittel

Ihre Füße können Sie auch mit einem Hilfsmittel massieren, etwa mit einem kleinen Ball. Ideal ist ein sogenannter Igelball aus Gummi mit Noppen darauf. Oder aber Sie haben eine Papprolle im Büro, wie sie zum Versenden von gerolltem Papier verwendet wird. Legen Sie diese unter Ihren Schreibtisch und rollen Sie die Füße darauf langsam hin und her.

Trainingstipp

Da unsere Füße überwiegend in Schuhen stecken, oft noch in zu kleinen, bewegen wir sie meist zu wenig und verkrampfen dadurch. Die Folge sind kalte Füße – ein Anzeichen für fehlende Energie. Eine regelmäßige Fußmassage wirkt diesem Problem entgegen.

Am wirkungsvollsten ist die Fußmassage übrigens, wenn Sie auch die Socken ausziehen und zusätzlich ein entspannendes Öl verwenden.

sich auf der Fußsohle, die übrigen Finger der linken Hand liegen auf dem Fußrücken. Beginnen Sie jetzt, zu massieren. Umfassen Sie mit beiden Händen den Muskelstrang und verschieben Sie mit festem Griff die Daumen und die übrigen Finger gegeneinander. Dasselbe wiederholen Sie am äußeren Fußrand. Nun liegt allerdings der Daumen auf der Fußsohle, und die übrigen Finger

Alles im Fluss

Die folgenden Übungen sind einerseits an die Entspannungsmethode Qigong und andererseits an den Bauchtanz angelehnt. Es geht neben der Freisetzung verborgener Energiepotenziale vor allem um die Steigerung der Konzentrationsfähigkeit. Unsere Lebensenergie kann dann wieder ungehindert durch die Energiebahnen, die Meridiane, fließen.

Körperreise

Übungsablauf

- Stellen Sie sich aufrecht hin. Die Füße sind etwa schulterbreit auseinander, parallel und haben festen Kontakt zum Boden. Die Knie sind leicht gebeugt.
- Senken Sie die Schultern, entlasten Sie den Nacken und halten Sie den Kopf gerade. Die Arme hängen locker neben dem Körper.
- Nehmen Sie nun die Hände langsam zur Brust, die Handflächen

zeigen in Richtung Körper. Die Unterarme sind parallel zum Boden.
- Strecken Sie die Arme in einer fließenden Bewegung in Schulterhöhe zur Seite, die Handflächen zeigen dabei nach oben. Heben Sie dann die gestreckten Arme über die Seite nach oben über den Kopf.
- Führen Sie die Hände nach unten an den Kopf, die Handflächen umfassen diesen leicht spürbar, die Fingerspitzen zeigen in Richtung Scheitel.

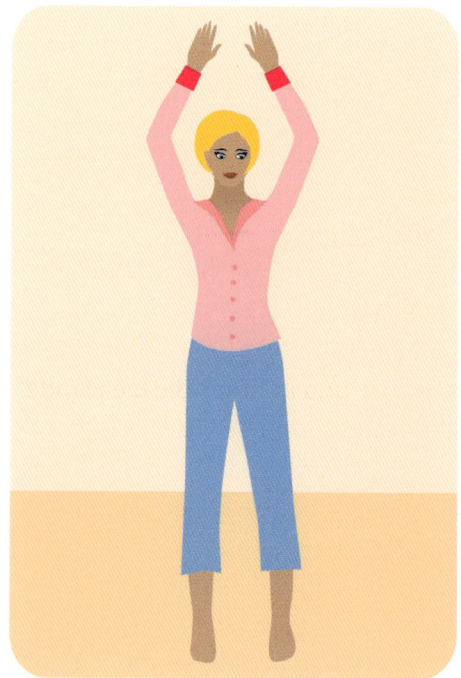

- Folgen Sie dann mit den Händen den Konturen Ihres Körpers, ausgehend vom Kopf über die Schultern und die Brustmitte bis hin zum Bauch. Die Handflächen streichen dabei leicht über Ihre Kleidung.
- In Höhe des Bauchnabels angekommen, führen Sie die Hände auf den Rücken und lassen diese kurz in Höhe der Nieren ruhen. Die Fingerspitzen zeigen nach unten.
- Danach streichen Sie mit den Handflächen über die Hüften und an den Beinaußenseiten hinunter zu den Füßen. Den Oberkörper beugen Sie dabei nach vorn, die Knie bleiben möglichst lang gestreckt.
- Führen Sie die Hände über die Füße an die Innenknöchel und anschließend an der Innenseite von Unter- und Oberschenkel entlang wieder nach oben zum Bauch.
- Kehren Sie in die Ausgangsposition zurück und nehmen Sie die Hände in Brusthöhe.
- Wiederholen Sie die Übung 5-mal.

Variation

Achten Sie bei der „Körperreise" ganz besonders auf Ihre Atmung. Atmen Sie

Qigong

Die Chinesen üben Qigong bereits seit mehr als 5.000 Jahren aus. Die Übungen steigern das körperliche Wohlbefinden, indem sie den Energiefluss im Körper erhöhen. Grundsatz ist, verbrauchte Energie aus dem Körper herauszuleiten, um dann neue Lebensenergie aufzunehmen.

ein, während Sie die Arme in Schulterhöhe zur Seite strecken. Bleiben Sie in dieser Position und atmen Sie aus. Beim Heben der Arme atmen Sie wieder ein, beim Senken der Arme hinter den Kopf aus. Atmen Sie in dieser Position ein und führen Sie beim Ausatmen die Hände weiter nach unten. Lassen Sie diese auf dem Bauch ruhen, atmen Sie hier ein und wieder aus. Führen Sie beim Einatmen die Hände auf den Rücken, verharren Sie dort und atmen Sie aus. Atmen Sie erneut ein und streichen Sie beim Ausatmen nach unten. Bleiben Sie kurz in dieser Position, atmen Sie ein und wieder aus. Führen Sie mit dem nächsten Einatmen die Hände wieder nach oben.

Bauchtanz

Übungsablauf

- Stellen Sie sich aufrecht hin, die Füße sind etwa hüftbreit geöffnet, der Rücken ist gerade.
- Beugen Sie beide Knie und stellen Sie den rechten Fuß ein wenig vor den Körper. Heben Sie die rechte Ferse vom Boden ab, der Fußballen bleibt fest auf dem Boden stehen.

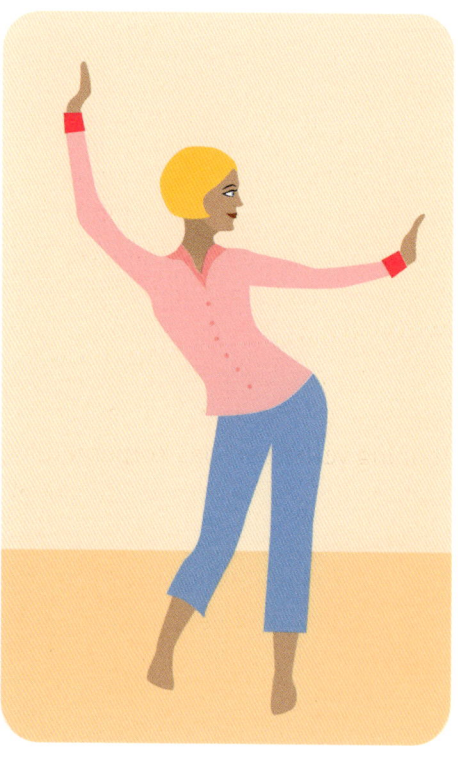

- Nehmen Sie den rechten Arm locker nach oben, den linken Arm strecken Sie zur Seite.
- Heben Sie jetzt die rechte Beckenseite an und bewegen Sie die Hüfte nach vorn. Der rechte Arm über dem Kopf folgt locker der Hüftbewegung.
- Die rechte Hüfte beschreibt einen Kreis zur rechten Seite und nach hinten, gleichzeitig kreist Ihr rechter Arm zur Seite.
- Wenn Sie den Hüftkreis vollendet haben, stellen Sie den rechten Fuß wieder auf Höhe des linken Beins ab und nehmen den linken Fuß nach vorn.
- Heben Sie nun den linken Arm über den Kopf und strecken Sie den rechten Arm zur Seite. Vollführen Sie denselben Hüftkreis mit der linken Hüfte, ebenso auch den Armkreis mit dem linken Arm.
- Wiederholen Sie die Hüftkreise auf jeder Seite 5-mal, gönnen Sie sich eine kurze Pause und schütteln Sie Beine und Arme aus.
- Kehren Sie wieder in die Ausgangsposition zurück und lassen Sie Ihre Hüfte weitere 5-mal auf beiden Seiten kreisen.

- Wenn es Ihnen anfangs schwerfällt, die Arme mitzubewegen, können Sie diese seitlich in Ihre Hüften stützen.

Variation

Um die Übung etwas zu vereinfachen, können Sie folgende Ausgangsposition wählen: Stellen Sie sich aufrecht hin und öffnen Sie die Beine etwa hüftbreit. Beugen Sie die Knie leicht an und versuchen Sie, mit Ihren Hüften eine Acht zu schreiben. Achten Sie darauf, dass eine möglichst fließende Bewegung entsteht. Halten Sie die Arme locker über den Kopf

Energiefluss

Die Bauchtanzübung verstärkt den Energiefluss in den Meridianen. Viele unserer Energiekanäle führen durch den Beckenbereich und werden somit durch das Hüftkreisen angeregt. Versuchen Sie beim Tanzen loszulassen, damit die Energie ungehindert durch Ihren Körper fließen kann.

und bewegen Sie sie mit. Die Hände drehen locker im Handgelenk. Finden Sie Ihren eigenen Rhythmus und kreisen Sie die Hüfte etwa 10-mal in beide Richtungen.

Trainingstipp

Musik kann Entspannungsphasen einleiten und unterstützen. Sie beeinflusst unser Empfinden und wirkt unterstützend auf die Bewegung. Wählen Sie zu Hause eine passende Musik zum Bauchtanz aus und nehmen Sie, wenn möglich, Ihren MP3-Player mit ins Büro.

Fällt es Ihnen anfangs schwer, die Hüften abwechselnd nach rechts und links zu kreisen, dann führen Sie die Bauchtanzübung zunächst nur auf einer Seite aus.

„Bauchtanz" ist gesund und macht Körper und Geist beweglicher. Das Training verbessert das Körpergefühl und ist zugleich ein sanftes Work-out für den gesamten Körper. Es fördert eine bessere Grundhaltung, entlastet die Wirbelsäule, der gesamte Körper wird mobilisiert. Durch das Hüftkreisen werden Rücken- und Nackenschmerzen gelindert.

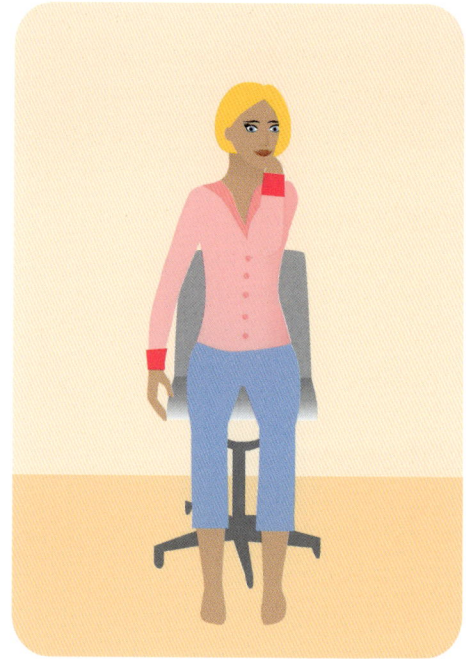

Nackenfit

Verspannungen im Hals- und Nackenbereich treten vor allem nach länger anhaltenden, einseitigen Belastungen ohne ausreichende Pausen auf – etwa nach stundenlanger Computerarbeit, wie sie im Büro häufig der Fall ist. Bei vorwiegend sitzender Tätigkeit ermüden die Nackenmuskeln schnell. Die nachfolgenden Übungen helfen dabei, die verspannte Muskulatur zu lockern.

Kopfdrehen

Übungsablauf

- Setzen Sie sich auf Ihren Bürostuhl. Die Füße sind hüftbreit am Boden aufgestellt, der rechte Arm hängt locker neben dem Körper.
- Die Handfläche der linken Hand ruht auf der linken Nackenseite, die Fingerspitzen liegen mit leichtem Druck an der Halswirbelsäule auf. Der Ellenbogen zeigt nach vorn.
- Drehen Sie nun den Kopf möglichst weit nach links. Die Hand und der Arm bleiben in der Grundposition.
- Versuchen Sie, mit der Hand die Bewegung der Wirbelkörper im oberen Nacken zu erspüren und halten Sie diese Position etwa 10 bis 15 Sekunden.
- Achten Sie darauf, im Schultergürtel nicht zu verkrampfen und ziehen Sie die Schultern nicht nach oben in Richtung Ohren.
- Bewegen Sie den Kopf langsam zurück und nehmen Sie die Hand wieder nach unten.

- Lockern Sie Arme und Schultergürtel. Entspannen Sie sich 10 Sekunden lang.
- Wiederholen Sie die Übung auf der anderen Seite. Die Handfläche der rechten Hand liegt dann auf der rechten Nackenseite, der Kopf wird nach rechts gedreht.
- Wiederholen Sie die Übung je Seite 5-mal.

Variation

Kopfrollen: Bei dieser Variation drehen Sie den Kopf zunächst zur linken Seite, ohne jedoch die Hand an die Nackenseite zu legen. Die Arme hängen locker neben dem Körper. Seitlich angekommen, nehmen Sie das Kinn nach unten zur Schulter und rollen den Kopf in einem Halbkreis zunächst nach vorn, dann zur rechten Seite und wieder zurück. Führen Sie diese Halbkreise so entspannt wie möglich aus und achten Sie darauf, die Schultern nicht nach oben in Richtung Ohren zu ziehen.

Schulterkuss: Drehen Sie den Kopf zur linken Seite, die Arme hängen locker neben dem Körper, das Kinn ist gerade. Versuchen Sie, die Kinnspitze langsam zu neigen und mit ihr die Schulter zu berühren. Achten Sie darauf, die Schultern nicht nach oben zu ziehen und im Schultergürtel nicht zu verkrampfen.

Heben Sie den Kopf langsam an, drehen Sie ihn kontrolliert zur anderen Seite und senken Sie das Kinn wieder zur Schulter.

Kontrolle zwischendurch

Der Nackenschmerz kommt meist schleichend. Bei längerer Schreibtischarbeit ruht der Kopf oft nicht in seiner Idealposition in Verlängerung der Halswirbelsäule, sondern ist häufig nach vorn gerichtet und etwas gekippt. In dieser Stellung ermüden die Nackenmuskeln schnell und verspannen sich. Kontrollieren Sie deshalb zwischendurch immer wieder Ihre Haltung. Richten Sie den Rücken auf, senken Sie die Schultern und nehmen Sie den Kopf nach oben.

Kopfneigen

Übungsablauf

- Setzen Sie sich entspannt auf Ihren Bürostuhl, die Füße sind etwa hüftbreit und parallel am Boden aufgestellt, die Arme liegen locker auf den Oberschenkeln. Die Schultern und der Nacken sind entspannt. Halten Sie den Kopf gerade.
- Kippen Sie den Kopf nun auf die linke Seite, das linke Ohr zieht dabei in Richtung linke Schulter.

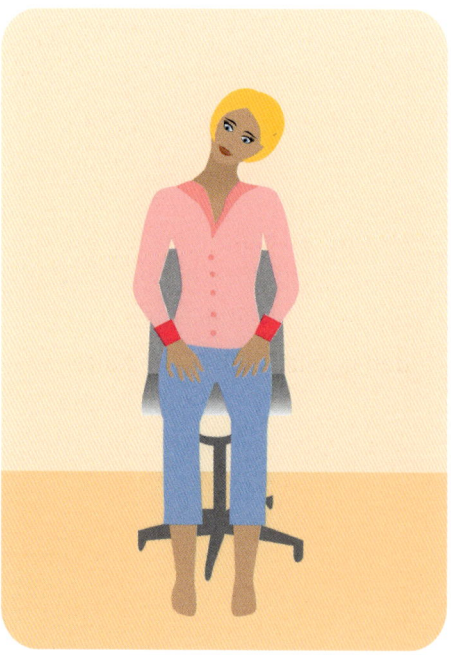

- Wichtig ist, dass Sie versuchen, mit dem Kopf Ihrer Schulter näherzukommen und nicht umgekehrt. Neigen Sie den Kopf so weit, wie es Ihnen noch angenehm ist. Halten Sie diese Position etwa 10 Sekunden und kehren Sie dann in die Ausgangsposition zurück.
- Achten Sie darauf, dass der Schultergürtel entspannt bleibt. Ziehen Sie die Schultern nicht nach oben. Halten Sie die Brustwirbelsäule gerade. Nur der obere Nackenbereich wird sanft gedehnt. Ihr Blick geht nach vorn.
- Wiederholen Sie die Übung zur anderen Seite. Das rechte Ohr zieht nun, so weit wie angenehm, zur rechten Schulter.
- Wiederholen Sie die Übung je Seite 5-mal.

Variation

Nackendehnung: Setzen Sie sich aufrecht auf Ihren Bürostuhl, beide Arme hängen locker neben dem Körper. Die rechte Hand umfasst die Sitzfläche des Stuhls, der rechte Arm ist durchgestreckt. Neigen Sie den Kopf nach links – und zwar so, dass das

Ohr sich der Schulter nähert, der Kopf aber nicht gedreht wird. Ziehen Sie jetzt die rechte Seite des Oberkörpers fest nach oben, halten Sie diese Spannung eine Weile und lassen Sie dann wieder locker.

In der Entspannungsphase lehnen Sie den Oberkörper nach links – dem festhaltenden Arm entgegengesetzt – bis Sie ein deutliches Ziehen im Schulter-Nacken-Bereich spüren. Wiederholen Sie die Übung je Seite 5-mal.

Nackenstreckung: Setzen Sie sich aufrecht auf einen Stuhl, die Füße sind hüftbreit und parallel am Boden aufgestellt. Winkeln Sie die Arme an und führen Sie die Hände hinter den Kopf, die Finger liegen an der Schädelbasis beidseits der Halswirbelsäule. Die Ellenbogen zeigen nach vorn.

Drücken Sie nun den Kopf nach hinten gegen die Hände und halten Sie mit dem sanften Druck der Hände dagegen. Bleiben Sie einige Atemzüge lang in dieser Position und kehren Sie dann in die Ausgangsstellung zurück. Machen Sie eine Pause, lockern Sie Arme und Nacken und wiederholen Sie die Übung weitere 4 Male.

Trainingstipp

Sie können die Dehnung verstärken, indem Sie die Arme locker neben dem Körper hängen lassen und den zur Kopfneigung entgegengesetzten Arm sanft in Richtung Boden ziehen. Alle Übungen für einen entspannten Nacken und starke Schultern werden übrigens noch wirksamer, wenn Sie zuvor Lockerungsübungen ausführen. Kreisen Sie z. B. Ihre Schultern langsam vorwärts und anschließend rückwärts.

Raumklima

Trifft Zugluft auf die Haut, kühlt diese an den betroffenen Stellen ab. Die Blutgefäße an der Hautoberfläche verengen sich, die Durchblutung wird schlechter, Nervenenden werden gereizt. Durch den Kältereiz verkürzen sich auch die Muskeln. Die Folge: Nacken und Schultern verspannen. Denken Sie also an die Übung „Kopfneigen", wenn Sie Zugluft ausgesetzt waren.

Akupressur

Unzählige winzige Muskeln formen unser Gesicht und unseren Ausdruck. Wer stundenlang auf den Bildschirm des Computers starrt, belastet die Gesichtsmuskulatur und auch die Augen sehr einseitig. Die nachfolgenden Übungen helfen, Stress und Anspannung wegzumassieren und tragen sehr zum Wohlbefinden bei. Im Nu fühlen Sie sich wieder topfit.

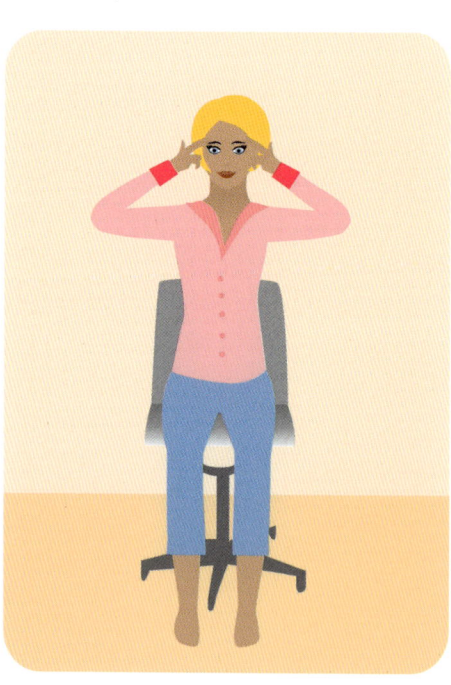

Oberlidmassage

Übungsablauf

- Setzen Sie sich aufrecht auf Ihren Bürostuhl, die Füße sind hüftbreit aufgestellt, die Schultern entspannt.
- Legen Sie Zeige- und Mittelfinger auf die Partie oberhalb der Augenbrauen und beginnen Sie, dort ganz zart zu klopfen. Fangen Sie in der Mitte an und arbeiten Sie sich langsam nach außen vor. Streichen Sie ganz sanft wieder zurück zur Mitte.
- Das Klopfen belebt, regt die Durchblutung an und entspannt die Gesichtspartie um die Augen.
- Wiederholen Sie die Massage 5-mal.
- Streichen Sie zum Abschluss die Finger zunächst 2-mal mit leichtem Druck über das Lid und dann nach oben hin zu den Schläfen aus.

Variation

Stirnmassage: Nehmen Sie die Grundposition ein. Massieren Sie Ihre Stirn mit den Fingerspitzen von Zeige- und Mittelfinger in kleinen, kreisenden Bewegungen. Gleichzeitig können Sie mit dem Zeige- und Mittelfinger der anderen Hand die Stirn v-förmig glatt ziehen. Wechseln Sie dann die Seite.

Kiefermuskulatur entspannen: Nehmen Sie die Grundposition ein. Massieren Sie Ihr Gesicht mit 3 Fingerspitzen in kleinen, leichten Kreisbewegungen vom Kinn aufwärts zu den Ohren. Sollten Sie Verspannun-gen im Bereich der Kiefermuskulatur spüren, so können Sie hier etwas mehr Druck ausüben. Wiederholen Sie die Übung 4- bis 6-mal.

Streichen Sie Ihr Gesicht anschließend aus, indem Sie mit leichtem Druck die Handflächen auf die Wangen legen und dann die Hände von unten nach oben übers Gesicht bis zu den Schläfen schieben. Stellen Sie sich vor, Sie würden sämtliche Spannung aus dem Gesicht streichen wollen. Wiederholen Sie diese Bewegung 4-mal.

Verspannte Gesichtsmuskeln

Verspannte Gesichtsmuskeln entstehen z. B. durch das Zusammenpressen von Mund und Kiefer oder einen starren Blick auf den Computerbildschirm. Als Folge können nicht nur Kopfschmerzen, sondern auch Falten auftreten. Die Gesichtsmassage glättet kleine Fältchen, Verspannungen der Mund-, Kinn- und Kieferpartie werden gelöst, Müdigkeit verschwindet.

Trainingstipp

Statt das Gesicht zu massieren, können Sie die Kinnpartie auch auf andere Weise lockern. Setzen Sie sich dafür auf einen Stuhl, ein Arm liegt entspannt auf Ihrem Schoß. Stützen Sie den anderen Arm mit dem Ellenbogen auf dem Schreibtisch ab. Legen Sie das Kinn in die Handfläche. Versuchen Sie jetzt, den Mund gegen den Widerstand Ihrer Hand zu öffnen. Halten Sie die Spannung etwa 10 Sekunden lang, lassen Sie dann wieder locker und spüren Sie ganz bewusst der Entspannung nach. Wiederholen Sie die Übung 3-mal.

Augen erfrischen

Übungsablauf

- Setzen Sie sich aufrecht auf Ihren Bürostuhl. Der Kopf ist gerade, die Füße stehen hüftbreit auf dem Boden, die Schultern ziehen nach unten weg von den Ohren.
- Setzen Sie die Fingerkuppen der mittleren Finger (Daumen und kleiner Finger ausgenommen) unterhalb der Augen neben die Nasenflügel auf die Jochbeine.

- Pressen Sie nun mit sanftem Druck etwa 5-mal hintereinander für ca. 3 Sekunden die dort liegenden Energiepunkte.
- Setzen Sie anschließend die Finger etwas enger neben die Nase, drücken Sie wieder sanft auf die Haut und streichen Sie nach außen. Wiederholen Sie diese Übung 5-mal.
- Durch das Aktivieren der Energiepunkte verschwindet Müdigkeit, und Ihre Gesichtszüge sind entspannter. Kleine Fältchen unter den Augen werden geglättet.

Variation

Augenbrauenpunkt: Setzen Sie sich aufrecht hin. Legen Sie die 3 mittleren Finger jeweils links und rechts auf die Stirn. Der Ringfinger ist oberhalb des höchsten Punktes am Augenbrauenbogen platziert, die anderen Fingerkuppen liegen darüber. Drücken Sie die Fingerkuppen etwa 3 Sekunden lang sanft auf die Stirnpunkte und ziehen Sie dann die Finger mit leichtem Druck nach hinten oben. Wiederholen Sie die Übung 5-mal. Das Oberlid hebt sich leicht, Spannungen verschwinden.

Palmieren: Das „Palmieren" dient der völligen Entspannung der Augen im Dunkeln. Setzen Sie sich bequem hin. Falls möglich, können Sie die Rückenlehne Ihres Bürostuhls etwas nach hinten stellen. Decken Sie nun mit den Handflächen die Augen so ab, dass kein Licht durchdringt. Die Handflächen sollten die Augen nicht berühren. Atmen Sie ganz bewusst durch die Nase ein und den Mund wieder aus und stellen Sie sich vor, dass Sie auch durch die Augen ausatmen. Mit jedem Atemzug lassen Sie negative Energie und Spannung nach außen strömen. Entspannen Sie sich 2 Minuten lang und decken Sie dann die Augen langsam wieder auf. Gewöhnen Sie sich langsam an die Helligkeit, bevor Sie weiterarbeiten.

Trainingstipp

Um etwas mehr Abwechslung in Ihr Gymnastikprogramm zu bringen, können Sie Ihre Augen zwischendurch auch mittels folgender Übung trainieren: Wandern Sie mit Ihrem Blick im Raum umher oder schauen Sie aus dem Fenster. Fokussieren Sie abwechselnd Gegenstände, die unterschiedlich weit entfernt liegen. Der Wechsel der Sehentfernungen fördert die Akkommodationsmuskulatur. Darunter versteht man die Muskulatur, die für die Nah- und Ferneinstellung der Augen zuständig ist. Außerdem werden Ihre Augen auch durch diese Übung wieder fit. Sie sind allen anstehenden Herausforderungen voll und ganz gewappnet.

Office-Eye-Syndrome

Durch diese Übung können Sie dem sogenannten Office-Eye-Syndrome (Büroaugensyndrom) entgegenwirken. Dieses tritt auf, wenn man zu lange und ohne Pause am Computer arbeitet.

Normalerweise zwinkern wir mit unseren Augen in der Minute etwa 25-mal. Der meist starre Blick auf den Monitor verringert diesen Mechanismus auf 7-mal pro Minute. Die Produktion der Tränenflüssigkeit nimmt stark ab. Die Folgen sind Juckreiz und brennende Augen.

Entspannt am PC

H aben Sie schon einmal etwas von einem „Mausarm" gehört? Ja, Sie kombinieren richtig, mehrere Tausend „Klicks" mit der Computermaus am Tag können schmerzhafte Sehnenscheidenentzündungen verursachen. Um diesen Beschwerden entgegenzuwirken, sollten Sie regelmäßig die nachfolgenden Dehn-

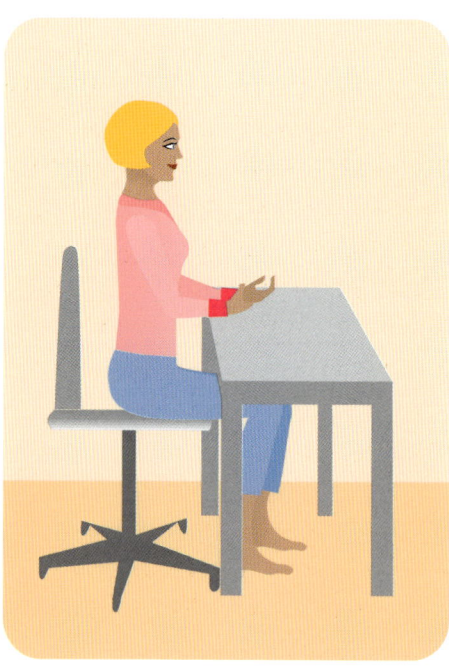

übungen ausführen. Dadurch beugen Sie Verspannungen in Unterarm und Handgelenk vor.

Handgelenkdreher

Übungsablauf

- Setzen Sie sich auf den Bürostuhl vor Ihren Schreibtisch und legen Sie die gebeugten Arme auf den Tisch. Achten Sie darauf, dass die Schultern entspannt bleiben.
- Drehen Sie die Handfläche der linken Hand nach oben und umfassen Sie mit der rechten Hand das linke Handgelenk.
- Drehen Sie jetzt die linke Hand, sodass die Handfläche einmal nach oben und einmal nach unten zeigt. Halten Sie eine Position etwa 10 Sekunden und drehen Sie anschließend die Handfläche zur anderen Seite.
- Unterstützen Sie die Drehung mit der rechten Hand und versuchen Sie, den Daumen auch rückseitig so weit zu drehen, bis er auf der Tischfläche aufliegt.
- Wiederholen Sie die Drehbewegung 5-mal. Lockern Sie die Hände

zwischendurch durch kräftiges Schütteln. Lassen Sie auch die Finger an der Schüttelbewegung teilhaben.

- Wechseln Sie die Hand.

Variation

Setzen Sie sich auf Ihren Bürostuhl, die Arme liegen locker in Ihrem Schoß. Achten Sie darauf, den Rücken gerade zu halten und die Schultern nicht nach oben zu ziehen. Führen Sie nun eine Hand nach oben, sodass sie sich dicht neben der Schulter befindet. Ballen Sie die Finger zu einer lockeren Faust und kreisen Sie das Handgelenk zunächst mit und dann gegen den Uhrzeigersinn. Lockern Sie zwischendurch Arm und Handgelenk. Kreisen Sie etwa 10-mal in jede Richtung und wiederholen Sie dann die Bewegung mit der anderen Hand. Üben Sie nach einer kurzen Pause einen weiteren Satz.

Hilfsmittel

Zur Stärkung des Handgelenks können Sie auch eine Übung mit leichten Gewichten ausführen. Setzen Sie sich dafür vor Ihren Schreibtisch. Legen Sie einen Arm leicht gebeugt auf den Tisch, die Handfläche zeigt nach oben. Der andere Arm liegt entspannt in Ihrem Schoß. Nehmen Sie jetzt einen Gegenstand in die Hand auf dem Tisch, etwa den Locher oder eine Flasche mit Klebstoff. Heben Sie die Hand aus dem Handgelenk heraus so weit wie möglich an, um sie dann wieder abzusenken. Wiederholen Sie die Übung 5-mal und wechseln Sie dann die Seite.

Stellen Sie nun den Gegenstand auf den Tisch und umfassen Sie ihn erneut mit der Hand. Heben Sie ihn an und drehen Sie ihn zu sich her. Heben Sie die Hand aus dem Handgelenk heraus so weit wie möglich an, senken Sie sie wieder ab und drehen Sie die Handfläche in Richtung Tisch. Wiederholen Sie die Übung 5-mal auf jeder Seite und lockern Sie dann Hände und Arme.

Aufgepasst

Achten Sie darauf, immer nur Ihr Handgelenk zu bewegen. Die Schultern ziehen von den Ohren weg und sind entspannt.

Ellenbogenstrecker

Übungsablauf

- Stellen Sie sich seitlich neben Ihren Schreibtisch.
- Stützen Sie sich mit der Hand, die sich unmittelbar neben dem Tisch befindet, auf der Tischfläche ab, der Ellenbogen bleibt gestreckt.
- Drehen Sie nun die Handfläche auf dem Tisch, sodass die Finger nach hinten zeigen.

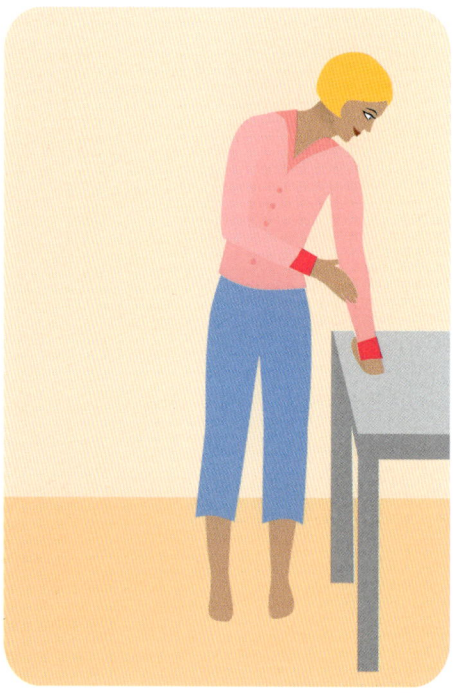

- Wenn Sie die Dehnung im Ellenbogen nicht halten können, dürfen Sie die Handfläche ruhig etwas vom Tisch abheben.
- Umfassen Sie mit der anderen Hand den Ellenbogen und drücken Sie ihn sanft nach unten, bis die Handfläche auf dem Tisch aufliegt. 4 Finger liegen dabei in der Ellenbogenbeuge, der Daumen greift nach hinten.
- Strecken Sie den Ellenbogen nur so weit, wie es Ihnen angenehm ist. Halten Sie die Dehnung ca. 10 Sekunden lang und achten Sie darauf, ruhig weiterzuatmen.
- Wenn Sie Ihr Gewicht etwas nach hinten verlagern, verstärken Sie die Dehnung im Ellenbogen noch.
- Wiederholen Sie die Streckung 5-mal und lockern Sie anschließend den Arm.
- Wechseln Sie die Seite und dehnen Sie nun den anderen Arm 5-mal.

Variation

Sie sitzen bequem auf dem Bürostuhl, die Hände liegen entspannt in ihrem Schoß. Umfassen Sie mit einer Hand die andere. Der Daumen liegt auf dem Handrücken, die anderen Finger ruhen in der Handinnenfläche. Strecken Sie den Arm und beugen Sie das Handgelenk so weit, bis Sie im Unterarm eine leichte, aber nicht schmerzhafte Dehnung spüren. Halten Sie die Position etwa 10 Sekunden lang und entspannen Sie wieder. Üben Sie 5-mal, lockern Sie dann beide Hände und Arme und üben Sie mit der anderen Hand ebenfalls 5-mal.

Aufgepasst

Arbeiten Sie sich immer sehr langsam und vorsichtig an die Dehnung heran und lösen Sie sie ebenso langsam wieder auf. Vermeiden Sie ruckartige Bewegungen.

Trainingstipp

Um neuen Schwung ins Training zu bringen, können Sie alternativ folgende Übung ausführen: Stellen Sie sich aufrecht hin. Nehmen Sie die Arme hinter den Rücken und verschränken Sie die Finger beider Hände ineinander. Die Handflächen zeigen nach innen, die Hände befinden sich hinter dem Po.

Wandliegestütze

Sie wollen Ihre Arme und zugleich die Brustmuskulatur kräftigen? Dann versuchen Sie folgende Übung: Stellen Sie sich etwa 30 cm von einer freien Wand entfernt aufrecht hin. Die Füße stehen schulterbreit und parallel nebeneinander. Strecken Sie die Arme nach vorn und stützen Sie sich mit den Händen an der Wand ab.
Beugen Sie nun langsam die Ellenbogen wie beim Liegestütz. Bleiben Sie kurz in dieser Position und strecken Sie anschließend die Arme wieder. Führen Sie diese Übung insgesamt 5-mal aus.

Bleiben Sie aufrecht und ziehen Sie die Schultern weg von den Ohren. Strecken Sie nun die Ellenbogen, und heben Sie die Hände hinter dem Rücken so weit an, wie es Ihnen angenehm ist. Halten Sie die Dehnung etwa 5 Sekunden lang, lösen Sie dann die Spannung und lockern Sie die Arme.

Finger-Gym

Hände und Finger werden durch die Arbeit mit Maus und Tastatur am Computer sehr einseitig beansprucht. Die nachfolgenden Übungen lockern Verspannungen, mobilisieren alle Fingergelenke und sorgen für wohltuende Entspannung.

Gummitwist

Übungsablauf

- Holen Sie sich als Hilfsmittel ein etwas festeres Gummiband.
- Setzen Sie sich aufrecht auf einen Stuhl vor Ihren Schreibtisch. Die Schultern sind entspannt. Stützen Sie den Ellenbogen eines Arms auf dem Schreibtisch ab, der andere Arm liegt locker in Ihrem Schoß.
- Legen Sie das Gummiband um alle Finger und Daumen der Hand auf dem Tisch.
- Versuchen Sie nun, die Finger so weit wie möglich zu spreizen. Halten Sie die Spannung kurz am äußersten Punkt und entspannen Sie wieder.

- Wiederholen Sie die Übung 8- bis 10-mal. Üben Sie dann mit der anderen Hand.
- Legen Sie anschließend das Gummiband um Daumen und Zeigefinger und spreizen Sie beide Finger gegen den Zug des Bands.
- Halten Sie die Spannung kurz und lassen Sie wieder los. Achten Sie darauf, dem Zug des Gummis nur langsam nachzugeben. Arbeiten Sie nur mit der Hand, die Schultern bleiben ganz entspannt. Wiederholen Sie diese Bewegung 3-mal.

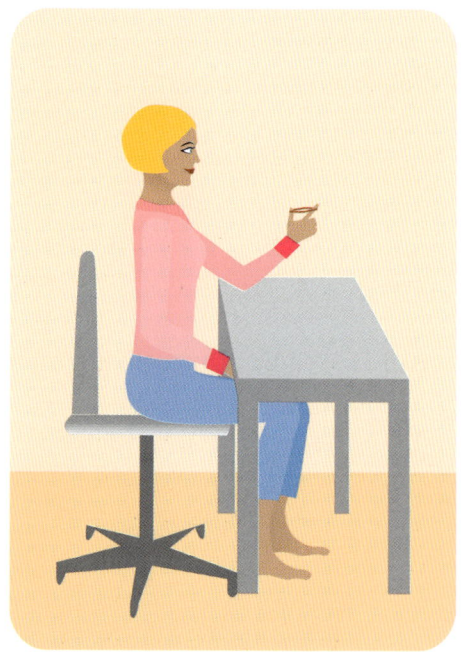

Fingergelenke mobilisieren

Falls Sie einmal kein Gummiband zur Hand haben, können Sie Ihre Finger auch ohne Hilfsmittel trainieren. Setzen Sie sich dafür auf einen Stuhl. Greifen Sie mit dem Daumen und Zeigefinger der rechten Hand nacheinander alle Finger der linken Hand und bewegen Sie sie langsam Glied für Glied. Biegen und dehnen Sie die Finger in alle Richtungen.

- Üben Sie nun mit den anderen Fingern. Legen Sie das Gummiband also erst um Ringfinger und Daumen, dann um Mittelfinger und Daumen etc. Spannen Sie das Gummiband jeweils 3-mal.
- Wiederholen Sie den „Gummi-twist" mit der anderen Hand.

Trainingstipp

Übrigens eignen sich auch andere alltägliche Gegenstände als Hilfsmittel für das Fingertraining. Nehmen Sie z. B. ein Stück Papier und setzen Sie sich erneut vor Ihren Schreibtisch. Winkeln Sie die Arme an und halten Sie sie nah am Körper. Nehmen Sie nun das Blatt Papier in eine Hand und halten Sie es lediglich mit 2 Fingern fest, zunächst mit Daumen und Zeigefinger. Versuchen Sie, mit der anderen Hand das Papier herauszuziehen und pressen Sie die Finger, die das Papier festhalten, zusammen, um sich dem Zug zu widersetzen. Halten Sie die Spannung kurz und lassen Sie dann wieder locker. Führen Sie die Übung 3-mal aus und wechseln Sie dann die Finger. Wenn Sie mit allen Fingern geübt haben, trainieren Sie mit der anderen Hand.

Auch ein Geschirrtuch aus der Büroküche kann für das Work-out nützlich sein. Setzen Sie sich damit auf Ihren Bürostuhl und wringen Sie es aus. Versuchen Sie, eine Hand immer besonders kräftig zu drehen und greifen Sie mit den Fingern dieser Hand fest in das Tuch. Lockern Sie die Hände zwischendurch und wringen Sie das Tuch dann mit der anderen Hand möglichst intensiv aus. Wiederholen Sie die Übung je Seite 5-mal.

Papierknete

Übungsablauf

- Nehmen Sie ein Blatt Papier und formen Sie daraus einen Ball, den Sie gut mit einer Hand umfassen können. Setzen Sie sich nun mit Ihrem Bürostuhl vor den Schreibtisch und legen Sie beide Unterarme auf den Tisch. Die Schultern sind ganz entspannt.
- Nehmen Sie jetzt den Papierball in eine Hand und drücken Sie ihn mit

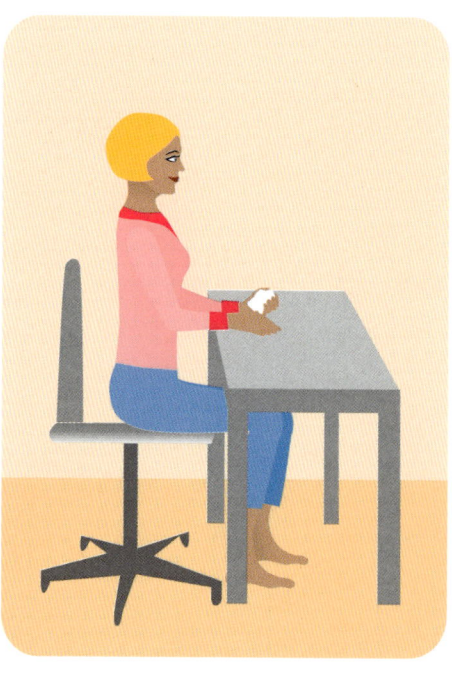

allen Fingern fest zusammen. Greifen Sie kräftig den Papierball, halten Sie den Druck ein paar Sekunden lang und lassen Sie wieder locker.
- Kneten Sie den Ball 5-mal und lockern Sie anschließend Finger und Handgelenk, indem Sie Ihre Hand schütteln.
- Pressen Sie den Papierball nun mit der anderen Hand ebenfalls 5-mal zusammen.
- Anschließend fächern Sie den Papierball etwas auf und nehmen ihn erneut in eine Hand.
- Fassen Sie den Papierball zwischen Daumen und kleinem Finger und versuchen Sie, ihn um den kleinen Finger herum wieder in die Ausgangsposition zurückwandern zu lassen. Sie können gerne mit den anderen Fingern etwas mithelfen.
- Lassen Sie nun das Papier um jeden Finger herum wandern, zuletzt um den Zeigefinger.
- Legen Sie eine kurze Pause ein und wiederholen Sie anschließend die Übung auch mit der anderen Hand.
- Üben Sie 2- bis 3-mal mit jeder Hand.

Aufgepasst

Wenn Sie Ihre Finger trainieren, sollten Sie auch Ihrem Schultergürtel besondere Aufmerksamkeit schenken. Denn dieser ist bei isolierter Hand- und Fingerarbeit häufig verspannt. Nehmen Sie daher die Schultern nach unten und lassen Sie locker.

Trainingstipp

Auch ohne Hilfsmittel können Sie ihre Finger zwischendurch im Büroalltag trainieren. Das ist besonders wichtig, wenn Sie viel am Computer schreiben.

Fingerkreisen: Setzen Sie sich auf Ihren Bürostuhl. Mit der linken Hand fassen Sie einen Finger der rechten Hand oben an der Fingerkuppe und führen kleine Kreise damit aus. Vor allem das unterste Fingergelenk sollte gut bewegt werden. Kreisen Sie alle Finger einer Hand ganz locker durch, schütteln Sie die Hand dann kurz und beginnen Sie anschließend, die Finger der anderen Hand gründlich zu bearbeiten.

Fingerspreizen: Setzen Sie sich auf Ihren Bürostuhl und halten Sie die Arme leicht angewinkelt. Ballen Sie nun beide Hände, so fest und so kräftig Sie können, zur Faust. Die Daumen schließen Sie dabei in Ihrer Handinnenfläche ein. Pressen Sie die Finger fest zusammen und öffnen Sie dann mit einem Ruck die Hand. Spreizen Sie die Finger auseinander. Die Schultern bleiben entspannt. Wiederholen Sie die Übung 10-mal mit jeder Hand. Üben Sie nach einer kurzen Pause einen weiteren Satz.

Qigong-Kugeln

Einen tollen Entspannungs- und Sensibilisierungseffekt erzielen Sie mit sogenannten Qigong-Kugeln. Nehmen Sie dafür beide Kugeln in eine Hand und rollen Sie sie in der Handfläche sanft umeinander. Die Kugeln sollten sich nach Möglichkeit nicht berühren. Drehen Sie sie zunächst im Uhrzeigersinn, danach auch dagegen. Spüren Sie der Bewegung nach und schließen Sie die Augen. Üben Sie auch mit der anderen Hand.

Schultermobilisation

Eine falsche Schulterhaltung kann zu schmerzhaften Verspannungen führen. Vor dem Computer sitzend, verfallen wir schnell in eine „Lümmelhaltung" mit nach vorn hängenden Schultern. Lösen Sie mit den nachfolgenden Übungen eine verspannte Muskulatur und schenken Sie damit Ihrem Körper und auch Ihrem Geist wieder mehr „Haltung" und Wohlbefinden.

Schulterkreisen

Übungsablauf

- Setzen Sie sich auf Ihren Bürostuhl. Die Beine stehen parallel auf dem Boden, die Hände liegen locker auf den Oberschenkeln. Achten Sie darauf, dass Ihr Rücken aufrecht, der Schultergürtel entspannt und der Kopf gerade ist.
- Beschreiben Sie nun mit einer Schulter rhythmische Kreise. Achten Sie darauf, dass die unbeteiligte Schulter ganz entspannt bleibt und nicht nach oben gezogen wird. Kreisen Sie Ihre Schulter zunächst 10-mal vorwärts und dann 10-mal rückwärts. Wechseln Sie anschließend die Seite.
- Legen Sie eine kurze Pause ein und lockern Sie die Arme.
- Bewegen Sie die Schultern nun abwechselnd, kreisen Sie also zunächst die rechte und dann die linke Schulter jeweils 1-mal vorwärts. Führen Sie insgesamt 10 langsame Kreise je Schulter aus.

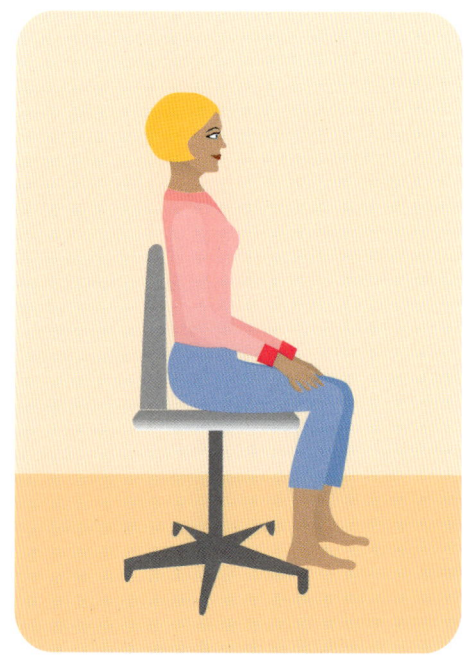

- Ändern Sie anschließend die Bewegungsrichtung. Kreisen Sie also jede Schulter im Wechsel 10-mal rückwärts.
- Kreisen Sie nun beide Schultern gleichzeitig – zuerst 10-mal vorwärts, dann 10-mal rückwärts.

Variation

Setzen Sie sich auf Ihren Bürostuhl und rutschen Sie an die rechte Stuhlkante. Der rechte Arm hängt locker nach unten, die linke Hand liegt in Ihrem Schoß. Lassen Sie nun den rechten Arm gestreckt neben dem Körper kreisen und achten Sie darauf, dass der Oberkörper nicht nach hinten mitgedreht wird – vor allem dann, wenn sich der kreisende Arm gerade hinter dem Körper befindet. Kreisen Sie Ihren Arm zunächst 5-mal vorwärts und anschließend 5-mal rückwärts. Wechseln Sie danach die Seite. Zur Verbesserung der Koordination können Sie zum Abschluss dieser Übungsfrequenz aufstehen und einen Arm vorwärts und gleichzeitig den anderen Arm rückwärts kreisen lassen. Kreisen Sie dafür zunächst den rechten Arm 10-mal vorwärts

und zugleich den linken Arm rückwärts. Wechseln Sie anschließend nach einer kurzen Pause die Seite.

Trainingsabfolge

Beginnen Sie Ihr Training zunächst mit Beweglichkeitsübungen. Wenn Sie diese beherrschen, können Sie zu Dehn- und Kräftigungsübungen übergehen.

Hilfsmittel

Stellen Sie sich aufrecht hin, die Füße stehen hüftbreit auseinander, die Arme hängen locker neben dem Körper. Halten Sie in jeder Hand eine gefüllte 0,5-Liter-Wasserflasche. Führen Sie jetzt den gestreckten rechten Arm in einem Halbkreis über vorn nach oben, halten Sie die Flasche kurz in dieser Position und kehren Sie langsam wieder in die Ausgangsposition zurück. Anschließend führen Sie den linken Arm im Halbkreis nach oben und ebenfalls langsam wieder nach unten. Üben Sie mit jedem Arm 5-mal im Wechsel.

Schultergelenk-Stretch

Übungsablauf

- Drehen Sie Ihren Bürostuhl mit der Lehne zur Schreibtischfläche. Sollten Sie einen Stuhl mit höherer Rückenlehne haben, so suchen Sie sich bitte einen anderen Stuhl oder alternativ einen Hocker ohne Lehne und üben auf diesem den „Schultergelenk-Stretch".

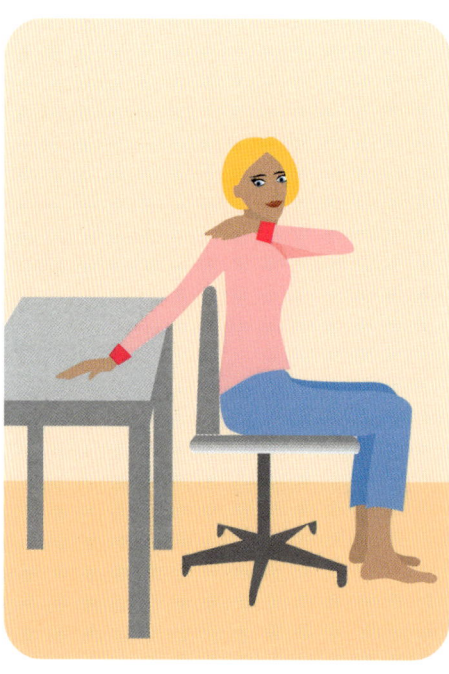

- Setzen Sie sich aufrecht, mit dem Rücken zum Tisch, auf den Stuhl.
- Nehmen Sie nun den rechten, gestreckten Arm über die Lehne Ihres Stuhls nach hinten. Legen Sie die flache Hand auf den Tisch.
- Tasten Sie sich vorsichtig an den Dehnungspunkt heran. Der Kopf dreht nach rechts bis in die seitliche Position mit.
- Legen Sie nun die linke Hand auf die rechte Schulter. Drehen Sie den Oberkörper noch weiter nach hinten, die Hand hält dagegen.
- Halten Sie die Dehnung ca. 5 Sekunden lang, drehen Sie sich dann langsam in die Ausgangsstellung zurück und lockern Sie Arm und Schulter.
- Wiederholen Sie den Bewegungsablauf nun mit dem anderen Arm.
- Üben Sie 5-mal je Seite.

Hilfsmittel

Legen Sie einen Gegenstand auf den Schreibtisch, etwa einen Locher oder eine Flasche Kleber, und gehen Sie in die oben beschriebene Ausgangsposition. Greifen Sie nun mit der rechten Hand nach hinten, umfassen Sie den Gegenstand und holen Sie ihn nach vorn in Ihren Schoß. Nehmen Sie den Gegenstand mit der anderen Hand und legen Sie ihn über die linke Seite wieder nach hinten auf den Tisch. Lassen Sie los, nehmen Sie die Hand nach vorn und lockern Sie sie kurz aus. Beginnen Sie dann mit der linken Hand, den Gegenstand zu holen. Üben Sie 5-mal auf jeder Seite.

Aufgepasst

Arbeiten Sie sich immer vorsichtig an die Dehnung heran. Vermeiden Sie ruckartige Bewegungen. Sie sollten auf keinen Fall Schmerzen spüren.

Trainingstipp

Wenn Ihnen in der Büroküche ein Hand- oder Küchentuch zur Verfügung steht, können Sie Ihre Schultern auch durch folgende Übung dehnen: Stellen Sie sich aufrecht hin. Rollen Sie das Tuch zusammen und halten Sie es am oberen Ende mit Ihrer rechten Hand auf Höhe der Schulterblätter hinter dem Rücken. Mit der anderen Hand greifen Sie ebenfalls nach hinten und umfassen das Tuch am

Stiftreise

Nehmen Sie einen Stift in die rechte Hand und stellen Sie sich aufrecht mit geradem Rücken hin. Die Füße stehen schulterbreit auseinander. Nehmen Sie die rechte Hand mit dem Stift hinter den Rücken und versuchen Sie nun mit der linken Hand, von oben über die rechte Schulter her kommend, den Stift zu greifen. Übernehmen Sie den Stift, nehmen Sie ihn nach vorn und führen Sie ihn mit der linken Hand hinter Ihren Rücken. Übergeben Sie den Stift etwa 5-mal, lockern Sie dann die Arme und den Schultergürtel. Fortgeschrittene können bis zu 5 weitere Sätze ausführen.

unteren Ende. Bewegen Sie jetzt beide Hände so weit wie möglich nach oben und unten, als wollten Sie sich den Rücken abtrocknen. Wiederholen Sie diese Bewegung 5-mal, lassen Sie dann los und lockern Sie die Arme. Üben Sie 5 weitere Sätze.

Rücken-Stretch

Im Büro ist Bewegung Mangelware. Etwa 80 Prozent seiner Arbeitszeit verbringt ein Büroangestellter sitzend – und das meist in schlechter Haltung mit hängenden Schultern und eingesunkenem Brustkorb. Muskelverspannungen und Haltungsfehler sind es dann, die uns später mit Rückenschmerzen quälen. Versuchen Sie mit ein paar Übungen täglich, die Unausgewogenheit zwischen Anspannung und Entspannung auszugleichen und die verkrampften Muskeln wieder zu lockern.

Seitliche Dehnung

Übungsablauf

- Setzen Sie sich auf Ihren Bürostuhl. Die Füße sind etwa hüftbreit geöffnet und stehen parallel auf dem Boden.
- Achten Sie auf einen geraden Rücken und nehmen Sie die Schultern nach unten.
- Heben Sie jetzt die Arme und verschränken Sie die Hände hinter dem Kopf.
- Halten Sie den Kontakt zur Rückenlehne Ihres Stuhls und ziehen Sie mit dem rechten Ellenbogen in Richtung Boden. Achten Sie darauf, dass der untere Rücken an seinem Platz bleibt und sich nicht mitbewegt.
- Spüren Sie eine Dehnung an Ihrer linken Körperseite und halten Sie diese Position etwa 10 Sekunden lang. Lassen Sie Ihren Atem in die gedehnte Körperseite fließen.

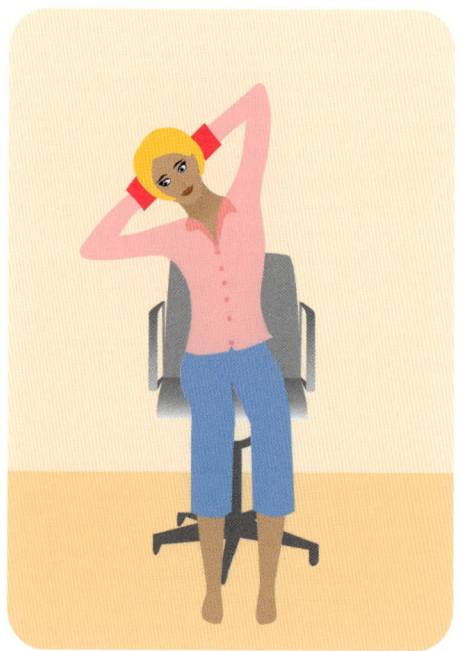

- Richten Sie den Oberkörper langsam wieder auf, entspannen Sie sich kurz und beugen Sie dann den Oberkörper zur anderen Seite.
- Dehnen Sie jede Körperseite 7-mal.

Hilfsmittel

Nehmen Sie sich einen Gegenstand aus dem Büro, z. B. einen Locher, und stellen Sie ihn neben Ihren Stuhl auf den Boden. Gehen Sie wieder in die oben beschriebene Ausgangsposition, die Arme hängen bei dieser Variation allerdings locker neben dem Körper. Der Rücken behält die ganze Zeit über Kontakt zur Stuhllehne. Beugen Sie sich nun seitwärts nach unten und versuchen Sie, den Gegenstand zu greifen. Halten Sie die Dehnung für ein paar Sekunden, umfassen Sie dann den Gegenstand und rollen Sie sich wieder langsam über die Seite nach oben. Ihr Rücken bewegt sich exakt an der Stuhllehne entlang. Beugen Sie sich anschließend mit dem Gegenstand zur anderen Seite, legen Sie ihn dort am Boden ab und rollen Sie sich langsam nach oben. Das Hilfsmittel bleibt am Boden liegen. Üben Sie nun in umgekehrter Richtung. Holen Sie den Gegenstand also auf der einen Seite des Stuhls und legen Sie ihn auf der anderen Seite wieder ab. Wiederholen Sie die Übung 5-mal auf der rechten und dann 5-mal auf der linken Seite.

Trainingstipp

Wollen Sie Ihren Rücken noch zusätzlich kräftigen, können Sie folgende Übung ausprobieren: Stellen Sie sich aufrecht hin. Die Beine sind hüftbreit geöffnet, die Fußspitzen zeigen nach vorn, die Bauchmuskulatur ist angespannt. Nehmen Sie in jede Hand eine gefüllte 0,5-Liter-Wasserflasche und führen Sie nun einen Arm gestreckt nach vorn. Den Ellenbogen des anderen Arms ziehen Sie nach hinten, so als ob Sie einen Bogen spannen wollten. Halten Sie diese Position kurz und nehmen Sie dann die Arme langsam wieder nach unten. Wiederholen Sie die Übung 8-mal und wechseln Sie dabei jedes Mal den nach vorn gestreckten Arm. Stellen Sie die Wasserflaschen danach zur Seite und schütteln Sie die Arme aus. Wiederholen Sie die Übung ein weiteres Mal.

Stuhlbrücke

Übungsablauf

- Sorgen Sie dafür, dass Ihr Bürostuhl nicht wegrollen kann und stellen Sie sich etwa eine Schrittlänge dahinter. Die Füße stehen etwa schulterbreit parallel nebeneinander, die Fußspitzen zeigen nach vorn.
- Beugen Sie den Oberkörper nach vorn und legen Sie die Hände auf die Stuhllehne. Der Rücken bildet zusammen mit den Armen eine waagerechte Linie, der Kopf wird in Verlängerung zur Wirbelsäule gehalten, der Blick ist zum Boden gerichtet.
- Bleiben Sie etwa 7 Sekunden in dieser Dehnposition.
- Nehmen Sie nun die Hände von der Stuhllehne nach unten zum Boden.
- Rollen Sie sich langsam, Wirbel für Wirbel, nach oben.
- Entspannen Sie sich kurz und wiederholen Sie die Übung 10-mal.

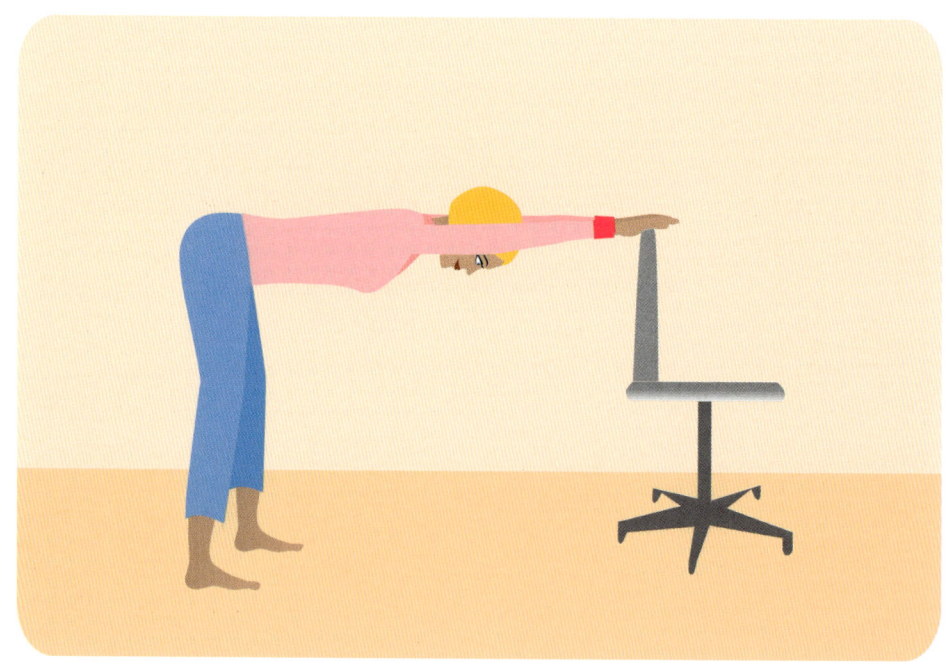

Variation

Katzenbuckel: Begeben Sie sich in die Ausgangsposition und beugen Sie den Oberkörper nach vorn, die Hände liegen auf der Stuhllehne. Versuchen Sie nun, aus der Waagerechten heraus, die Wirbelsäule nach oben zu wölben. Nehmen Sie das Kinn zur Brust und runden Sie auch Hals- und Brustwirbelsäule. Danach sinkt der Rücken wieder Wirbel für Wirbel nach unten. Wiederholen Sie die Übung 10-mal. Achten Sie dabei auf fließende, weiche Bewegungen.

Guckloch: Ausgehend von der Grundposition nehmen Sie nun die rechte Hand mit gestrecktem Arm nach oben und drehen den Oberkörper zur rechten Seite hin auf. Drehen Sie den Kopf ebenfalls nach rechts und blicken Sie unter dem Arm hindurch zur rechten Seite. Halten Sie die Dehnung 5 Sekunden, bevor Sie sich langsam in die Ausgangsstellung zurückdrehen. Wechseln Sie nach einer kurzen Pause die Seite. Wiederholen Sie die Übung je Seite 6-mal. Es dürfen keine Schmerzen entstehen, da diese zu Verspannungen führen.

Aufgepasst

Achten Sie darauf, den Rücken die ganze Zeit über gerade zu halten. Po, Schultern und Hände bilden eine waagerechte Linie. Ziehen Sie Ihre Schultern nach unten weg von den Ohren. Der Blick geht in Richtung Boden, der Nacken ist lang.
Sie regen durch diese Übung übrigens auch die Aktivität der Bauchmuskeln an und lösen im Bauchraum festsitzende Energieblockaden.

Trainingstipp

Wenn der Rücken schmerzt, können Sie sich mit Akupressur etwas Linderung verschaffen. Eine Druckmassage ist besonders geeignet, da in der Handfläche sehr viele Energieleitbahnen, die Meridiane, sitzen. Legen Sie dafür die linke in die rechte Hand und drücken Sie mit dem Daumen der rechten Hand genau in die Mitte der Handfläche. Sie können den Punkt an einer kleinen Einbuchtung erspüren. Halten Sie den Druck 3 Sekunden lang. Wiederholen Sie diesen Vorgang insgesamt 5-mal und wechseln Sie anschließend die Hand.

Stark & straff

Bewegungsmangel als Problem unserer Zeit und eine überwiegend sitzende Tätigkeit in den Büros sind die Hauptursachen dafür, dass bei vielen Menschen die Beinmuskulatur zu schwach ausgebildet ist. Durch die mangelnde Bewegung verschlechtert sich die Durchblutung und durch übereinander geschlagene

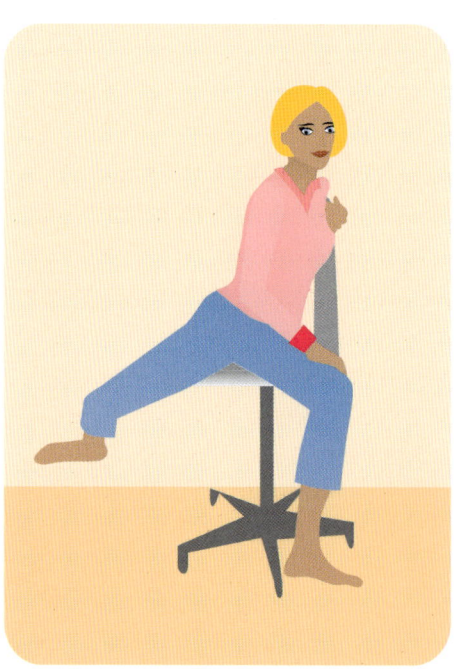

Beine beim Sitzen entstehen Stauungen, ja sogar Krampfadern. Mit den folgenden Übungen können Sie diesen Schwächen entgegenwirken, und Sie gehen wieder locker und schwungvoll durch Ihren Büroalltag.

Wasserpumpe

Übungsablauf

- Setzen Sie sich nach links gedreht auf Ihren Bürostuhl, die Beine sind hüftbreit geöffnet. Die Rückenlehne befindet sich an Ihrer linken Körperseite. Der linke Arm umfasst die Lehne und hält sich dort fest, der andere Arm hängt locker nach unten.
- Nehmen Sie jetzt das rechte Bein zur Seite und setzen Sie den rechten Fuß hinter den Stuhlbeinen am Boden ab.
- Rutschen Sie an den Rand des Stuhls, sodass Sie fast auf der Stuhlkante sitzen.
- Die rechte Hand umfasst den linken Oberschenkel, während Sie gleichzeitig das rechte, leicht gebeugte Bein vom Boden abheben. Die Fußspitze ist angezogen.

- Halten Sie sich an Stuhllehne und Oberschenkel fest und erwirken Sie dort einen Gegenzug zum Bein. Ziehen Sie also mit den Armen an der Stuhllehne bzw. am Oberschenkel, um den Rücken auch wirklich gerade zu halten und nicht ins Hohlkreuz auszuweichen.
- Heben und senken Sie das Bein seitlich nach oben und unten. Es handelt sich dabei nur um eine kleine Bewegung.
- Wiederholen Sie diese Übung 10-mal, stehen Sie danach kurz auf und lockern Sie beide Beine.
- Drehen Sie sich um, sodass Sie jetzt andersherum auf dem Stuhl sitzen und wiederholen Sie die „Wasserpumpe" ebenfalls 10-mal mit dem anderen Bein.

Trainingstipp

In der oben beschriebenen Ausgangsposition können Sie Ihre Beine auch statisch trainieren. Setzen Sie sich dafür seitlich auf den Bürostuhl und halten Sie sich mit einer Hand an der Stuhllehne fest. Rutschen Sie an die vordere Stuhlkante, die Beine sind nach vorn gestreckt. Legen Sie jetzt

Bewegen Sie sich schlau

Übrigens erzielen Sie mit jeder Übung einen positiven Nebeneffekt: Trainierte Menschen erringen eine bessere Denkleistung, denn Sie haben mehr Sauerstoff zur Verfügung. Ist der Körper hingegen schlecht durchblutet, betrifft dies auch die Hirngefäße. Nutzen Sie deshalb jede Möglichkeit zur Bewegung: Kommen Sie z. B. zu Fuß zur Arbeit.

das rechte Bein über das linke. Die Ferse des rechten Beins drückt gegen den Spann des linken Fußes. Heben Sie die gestreckten Beine vom Boden ab und versuchen Sie, das linke Bein gegen den Widerstand des rechten Beins anzuheben. Ziehen Sie die Fußspitze des linken Beins an, das Knie ist gestreckt. Halten Sie die Spannung 7 Sekunden lang, lockern Sie beide Beine kurz und üben Sie dann mit der anderen Seite. Wiederholen Sie die Übung 10-mal je Seite.

Oberschenkel-dehnung

Übungsablauf

- Drehen Sie Ihren Bürostuhl um und stellen Sie ihn mit der Rückenlehne an den Schreibtisch, sodass er nicht wegrollen kann.
- Stellen Sie sich vor den Stuhl, der rechte Fuß befindet sich auf der Sitzfläche. Die Hände greifen zur

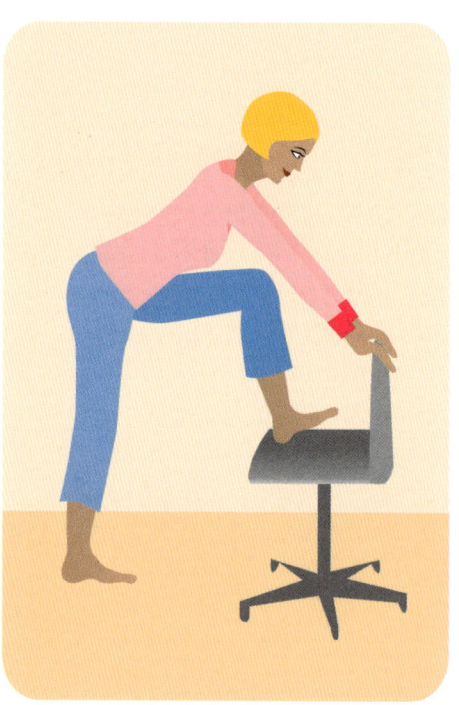

Rückenlehne und halten sich dort fest. Die rechte Fußspitze zeigt nach vorn, das Knie in Richtung Fußspitze. Das linke Bein bleibt am Boden, wird aber ein wenig nach hinten gestellt. Der linke Fuß zeigt nach vorn.

- Ziehen Sie nun die Zehen des rechten Beins in Richtung Schienbein, sodass Sie einen leichten Zug in der Wade spüren. Die Ferse drückt dabei fest in die Sitzfläche. Halten Sie die Dehnung 5 Sekunden lang. Das Knie auf dem Stuhl bleibt die ganze Zeit über gebeugt. Achten Sie darauf, dass es auf keinen Fall nach vorn über die Fußspitze hinweg wandert.
- Drücken Sie jetzt die Hüfte nach vorn, bis Sie im hinteren Oberschenkel einen leichten Zug spüren. Die Zehen bleiben weiterhin angezogen. Die Ferse des hinteren Beins zieht in Richtung Boden.
- Halten Sie die Dehnung 5 Sekunden, lösen Sie dann die Spannung und lockern Sie kurz die Muskulatur Ihrer Beine.
- Wiederholen Sie die Übung mit dem anderen Bein. Trainieren Sie jede Seite 5-mal.

Variation

Stellen Sie sich wieder vor die Sitzfläche Ihres Bürostuhls, dieses Mal mit etwa 1 Meter Abstand. Die Beine sind hüftbreit geöffnet und parallel, die Fußspitzen zeigen nach vorn. Stellen Sie jetzt einen Fuß auf die Stuhlfläche und strecken Sie das dazugehörige Bein langsam und vorsichtig durch. Achten Sie darauf, das Knie nicht zu überstrecken. Fassen Sie mit den Händen auf die Sitzfläche, um den Dehnungseffekt noch zu verstärken. Das am Boden stehende Bein bleibt gestreckt. Halten Sie diese Position 10 Sekunden und wechseln Sie dann das Bein auf der Stuhlfläche. Dehnen Sie jedes Bein 7-mal.

Aufgepasst

Achten Sie darauf, Ihr Bein behutsam und bewusst zu dehnen und erzwingen Sie nichts. Sie sollten immer nur einen leichten Zug spüren, bei Schmerzen hören Sie auf.

Trainingstipp

Mithilfe Ihres Bürostuhls können Sie übrigens auch die Innenseite der Oberschenkel dehnen. Stellen Sie sich dafür neben den Stuhl. Der rechte Fuß befindet sich auf der Sitzfläche, das linke Bein steht parallel dazu auf dem Boden. Beide Fußspitzen zeigen nach vorn. Mit der rechten Hand umfassen Sie die Stuhllehne und halten sich fest. Stellen Sie das linke Bein nun so weit zur Seite, bis Sie eine Dehnung an der Beininnenseite spüren. Halten Sie die Dehnung 10 Sekunden und lösen Sie anschließend langsam die Spannung. Wiederholen Sie die Übung 7-mal je Seite.

Beine lockern

Nach den Dehnübungen sollten Sie Ihre Oberschenkelmuskulatur immer wieder auslockern. Stellen Sie sich dafür hin und verlagern Sie Ihr Körpergewicht auf ein Bein.
Schütteln Sie das andere Bein sanft aus und schwingen Sie es dann locker vor und zurück. Lassen Sie den Unterschenkel hängen, der Fuß darf den Boden leicht berühren.

Relax

Ein großes „Volksleiden" sind heutzutage Verspannungen. Dabei handelt es sich um Spannungen, die im Körper zwar auf-, aber nicht mehr abgebaut werden. Die Folge sind Muskelverhärtungen. Selbstmassagen sind wohltuend, führen zu einer Aufladung verschiedener Körperteile mit positiver Energie und bewirken damit den Abbau von Stress.

Nackenmassage

Übungsablauf

- Setzen Sie sich mit geradem Rücken auf Ihren Bürostuhl. Die Füße stehen parallel auf dem Boden, der Kopf ist leicht nach vorn geneigt.
- Massieren Sie nun mit der rechten Hand die linke Nackenpartie. Der Daumen liegt dabei vorn am Hals auf und wird ohne Druck mitgeführt. Die restlichen Finger streichen entlang des Nackenmuskels mit Druck von oben nach unten.
- Lassen Sie anschließend die Finger ganz sanft wieder nach oben in die

Ausgangsposition zurückgleiten. Achten Sie darauf, dass die Rückenmuskulatur während der Massage entspannt bleibt. Üben Sie daher nicht zu großen Druck aus.
- Wiederholen Sie diese Bewegung 5-mal.
- Massieren Sie nun Ihre andere Nackenseite.
- Nehmen Sie anschließend beide Hände an den unteren Nackenrand und ertasten Sie rechts und links von der Halswirbelsäule die kleinen seitlichen Nackenmuskeln.

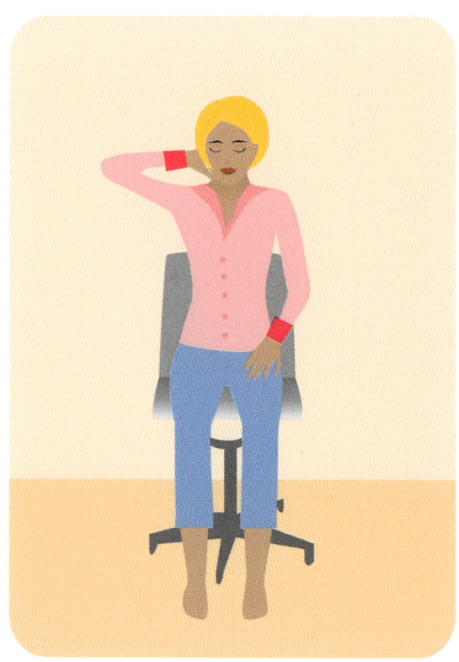

- Massieren Sie nun den Nacken entlang der Muskelstränge, beginnend am Kopfansatz, mit Mittel- und Zeigefinger in kleinen kreisförmigen Bewegungen.
- Fassen Sie anschließend die Nackenmuskeln am Kopfansatz, indem Sie sie zwischen den Daumen und die übrigen Finger nehmen – so, als wollten Sie einen Hasen am Genick packen. Ziehen Sie die Nackenmuskeln vorsichtig von der Halswirbelsäule weg und lassen Sie dann wieder los. Wiederholen Sie den Griff jeweils ein kleines Stück tiefer, bis Sie bei den Schultermuskeln angelangt sind.

Variation

Greifen Sie die Nackenmuskeln auf der rechten Seite zwischen dem Daumen und den restlichen Fingern. Kneten Sie nun den Muskel durch, indem Sie die Finger gegeneinander verschieben. Beginnen Sie wieder am Kopfansatz und arbeiten Sie sich ruhig und gleichmäßig nach unten vor. Wiederholen Sie die Massage dann auf der linken Seite mit der linken Hand. Massieren Sie jede Seite 5-mal

Akupunkturpunkt

Sehr angenehm ist auch die Massage von Akupunkturpunkten. Legen Sie z. B. Ihre Finger hinter den Ohren auf den Nacken und versuchen Sie, dort eine leichte Vertiefung zu erspüren. Massieren Sie diesen Bereich mit sanften kreisenden Bewegungen im Uhrzeigersinn ca. 10-mal. Der Kopf wird dabei etwas nach vorn gekippt.

und streichen Sie die Muskulatur zum Abschluss einmal von oben nach unten aus, bevor Sie die andere Seite massieren.

Aufgepasst

Streichen und massieren Sie mit Druck immer nur in eine Richtung. Die Kraftausübung der Hände erfolgt in Richtung Herz, aber auch beim Zurückgleiten der Hände zu einem neuen Ansatz bleibt der Kontakt mit der Haut erhalten. Die Massage wirkt auf diese Weise an- und abschwellend, wie eine Kreislaufpumpe.

Schultermassage

Übungsablauf

- Setzen Sie sich auf Ihren Stuhl und lassen Sie die Arme locker neben dem Körper hängen.
- Greifen Sie vor dem Körper mit der rechten Hand auf die linke Schulter. Massieren Sie nun die linke Schulterpartie. Beginnen Sie mit Ihrer Massage hinter dem linken Ohr und streichen Sie von hier aus die linke Nacken- und Schulter-

muskulatur aus, indem Sie die Finger mit leichtem Druck bis zur Schulter hinuntergleiten lassen.
- Anschließend fassen Sie die Nackenmuskulatur zwischen Daumenballen und den übrigen Fingern. Die Hand liegt in Längsrichtung zu den Muskelfasern und umfasst den Muskel so, dass er sich hin und her bewegen lässt. Versuchen Sie, die Muskulatur so richtig durchzukneten.
- Massieren Sie 3-mal von oben nach unten. Wechseln Sie dann die Seite.

Aufgepasst

Achten Sie bei der Massage auf eine angenehme Raumtemperatur und vor allem auf warme Hände. Die Knetbewegungen sollten zu jedem Zeitpunkt angenehm sein. Wenn Sie Schmerzen spüren, müssen Sie vorsichtiger vorgehen.
Der Wohlfühlfaktor wird übrigens noch erhöht, wenn Sie gleichmäßig und tief weiteratmen. Wichtig: Die Schultern und der Nacken sollten die ganze Massage über entspannt sein, um Muskelkrämpfe zu vermeiden.

Trainingstipp

Einen weiteren Akupressurpunkt, der bei Verspannungen der Schultermuskulatur hilfreich ist, finden Sie in der Mitte zwischen dem 7. Halswirbel (der hervorstehende Wirbel an der Halswirbelsäule) und dem Schultergelenk. Wenn Sie Ihre linke Hand neben dem Hals auf die Schultermuskulatur legen, dann trifft der Mittelfinger fast immer diesen Punkt. Massieren Sie ihn mit mäßigem Druck und kleinen, im Uhrzeigersinn kreisenden Bewegungen ca. 1 Minute lang. Wirkungsvoller wird die Massage noch, wenn Sie ein entspannendes Massageöl verwenden. Geben Sie das Öl zunächst in die Hände, um es anzuwärmen und verteilen Sie es dann auf der Haut. Lavendel hilft z. B. bei Kopfschmerzen und wirkt entspannend, Lemongras beflügelt Körper und Geist und wirkt stimmungshebend. Mischen Sie die Aromaöle am besten mit einem Basisöl.

Hilfreiche Massagegriffe

Bei Schmerzen: Legen Sie die rechte Hand mit dem Ballen auf das linke Schlüsselbein, der Mittelfinger kommt jetzt auf dem schmerzenden Punkt an der Schulter zu liegen. Massieren Sie etwa 1 Minute mit sanften, im Uhrzeigersinn kreisenden Bewegungen Ihres Mittelfingers. Anschließend bearbeiten Sie denselben Punkt an der anderen Schulter mit der linken Hand.

Schulteraugen: Umfassen Sie mit der rechten Hand die linke Schulter – und zwar so, dass der Daumen an der Innenseite und die übrigen Finger an der Außenseite liegen. Mit Daumen und Zeigefinger können Sie dann 2 Vertiefungen spüren, die Sie ca. 1 Minute lang im Uhrzeigersinn kreisend massieren. Dabei handelt es sich um die sogenannten Schulteraugen. Mit der linken Hand reiben Sie anschließend die Punkte an der rechten Schulter.

Beine & Rücken

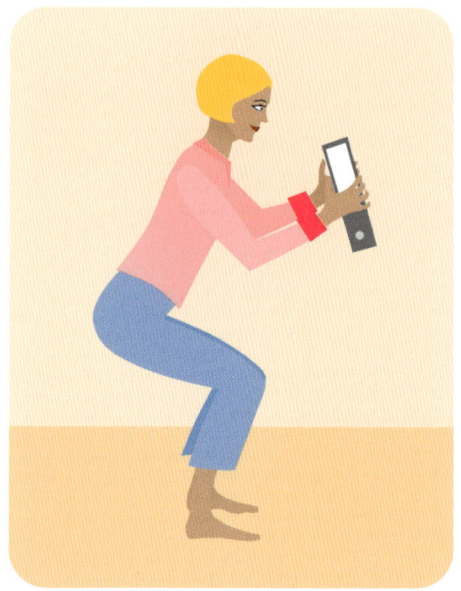

Beine und Rücken müssen täglich einiges aushalten. Wer glaubt, dass der Körper durch ständiges Sitzen entlastet wird, irrt. Permanente Unterbelastungen führen zu muskulären Problemen, einer eingeschränkten Durchblutung und Haltungsschwächen. Schwierigkeiten sind vorprogrammiert: Die Beine sind den alltäglichen Belastungen nicht mehr gewachsen. Schmerzen im Bein-, Fuß- und Rückenbereich sind die Folge. Also: Aktivieren Sie Ihre unteren Gliedmaßen und trainieren Sie regelmäßig den Rücken.

Aktenordnertraining

Übungsablauf

- Stellen Sie sich aufrecht hin, die Füße sind hüftbreit geöffnet, die Fußspitzen zeigen nach vorn. Halten Sie mit beiden Händen einen Aktenordner vor Ihrer Brust.

- Beugen Sie die Beine, schieben Sie den Po etwas nach hinten und gleichzeitig den Oberkörper nach vorn. Ober- und Unterschenkel bilden höchstens einen 90-Grad-Winkel. Achten Sie darauf, die Knie nicht über die Zehenspitzen hinauszuschieben. Den Aktenordner halten Sie nahe am Körper. Wenn Sie bereits etwas geübter sind, können Sie die Arme aber auch ausstrecken.

- Nehmen Sie die Arme nach unten und stellen bzw. legen Sie den Aktenordner am Boden ab.

- Danach bewegen Sie sich gleichmäßig und langsam wieder nach oben. Blicken Sie die ganze Zeit über geradeaus.
- Wenn Sie bei der nächsten Kniebeuge nach unten gehen, nehmen Sie den Aktenordner wieder auf und halten ihn in beiden Händen, während Sie langsam in die Ausgangsposition zurückkehren.
- Wiederholen Sie die Übung 10-mal.

Variation

Arm- und Rückentraining: Sie können zusätzlich zur eigentlichen Kniebeuge und der Bückbewegung die Beugeposition eine Weile halten und dabei die Arme nach vorn oder oben führen. Dies stärkt die Rückenmuskulatur. Bleiben Sie aber nur so lange in der Beugeposition, wie es Ihnen angenehm ist. Wiederholen Sie die Übung 7-mal.

Ausfallschritt: Stellen Sie sich in Schrittstellung hin und halten Sie den Aktenordner nah am Körper. Senken Sie jetzt den Po nach unten, bis das hintere Knie fast den Boden berührt. Legen Sie den Ordner am Boden ab und kehren Sie wieder in die Ausgangsposition zurück. Wenn Sie aus dem Stand heraus dynamisch nach vorn in den Ausfallschritt gehen, wird die Übung aufgrund der bremsenden Bewegung noch intensiver. Wiederholen Sie die Übung 7-mal je Bein.

Muskeltraining

Mit dieser Übung werden die beiden größten Muskelgruppen der Beine trainiert: die Oberschenkel- sowie die Pomuskulatur.

Trainingstipp

Beim Aufheben von Gegenständen sollten Sie sich immer an das „Aktenordnertraining" erinnern. Um die Wirbelsäule möglichst zu entlasten, gehen Sie mit geradem Rücken in die Knie. Die Beckenboden- und Bauchmuskulatur sind angespannt. Beim Anheben der Last spannen Sie außerdem zunächst die Bein- und dann die Rückenmuskeln an. Achten Sie darauf, die Last immer nahe am Körper zu tragen und denken Sie an einen Kniewinkel unter 90 Grad.

Wandsitz

Übungsablauf

- Stellen Sie sich aufrecht hin und lehnen Sie sich mit dem Rücken an eine Wand oder einen Schrank. Die Füße stehen hüftbreit nebeneinander, die Fußspitzen zeigen nach vorn. Die Arme hängen locker neben dem Körper.
- Rutschen Sie langsam mit dem Rücken an der Wand entlang nach unten. Beugen Sie dabei die Knie und legen Sie die Hände auf die

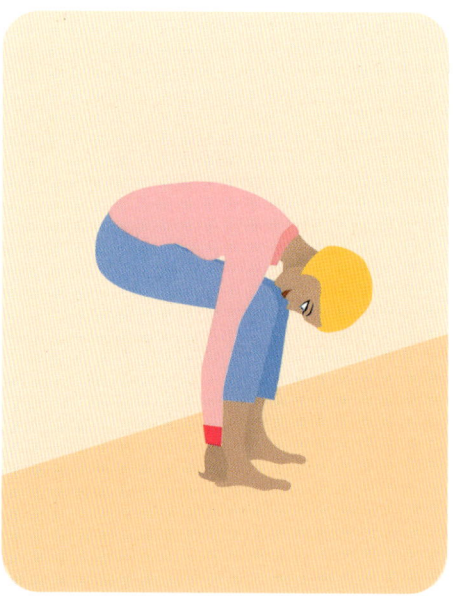

Oberschenkel. Die Knie zeigen in Richtung Fußspitze. Achten Sie darauf, den Abstand zur Wand so zu wählen, dass sich die Knie nicht nach vorn zu den Fußspitzen bewegen, sondern immer über den Fersen bleiben.
- Pressen Sie die Schultern und den Rücken die ganze Zeit über fest an die Wand. Das Brustbein zieht dabei nach vorn oben, der Blick geht geradeaus.
- Wenn die Oberschenkel parallel zum Boden sind, lassen Sie die Hände langsam zu den Füßen hinuntergleiten. Nehmen Sie dabei den Oberkörper mit nach vorn und runden Sie den Rücken.
- Wenn Sie noch ungeübt sind und nur wenig Kraft in den Oberschenkeln haben, können Sie die Position etwas weiter oben halten.
- Bleiben Sie etwa 5 Sekunden in dieser Stellung, richten Sie den Oberkörper danach wieder auf und strecken Sie langsam die Beine.
- Gönnen Sie sich eine kurze Pause, in der Sie Ihre Beine kräftig ausschütteln.
- Wiederholen Sie die Übung anschließend weitere 5 Male.

Variation

Nehmen Sie die Grundstellung an einer Wand oder einem Schrank ein und rutschen Sie langsam nach unten, bis die Oberschenkel wieder parallel zum Boden sind. Halten Sie diese Position und pressen Sie die Lendenwirbelsäule ganz besonders fest an die Wand bzw. den Schrank, sodass der Rücken ganz anliegt. Verlagern Sie jetzt Ihr Gewicht auf das rechte Bein und strecken Sie den linken Unterschenkel nach vorn. Der Fuß hält dabei den Kontakt zum Boden. Die beiden Oberschenkel bleiben weiterhin parallel. Ziehen Sie den Fuß wieder zurück, prüfen Sie nochmals Ihre Haltung, verlagern Sie Ihr Gewicht auf das linke Bein und schieben Sie den rechten Fuß nach vorn. Üben Sie je Bein 2-mal, schieben Sie sich wieder nach oben und lockern Sie die Beine. Danach wiederholen Sie die Übung ein weiteres Mal.

Hilfsmittel

Halten Sie 2 gefüllte 0,5-Liter-Wasserflaschen mit beiden Händen vor der Brust und begeben Sie sich in die Ausgangsposition. Schieben Sie sich nun nach unten, bis die Oberschenkel parallel zum Boden sind. Bleiben Sie in dieser Position und strecken Sie die Wasserflaschen nach vorn. Wiederholen Sie diese Bewegung 3-mal, richten Sie sich langsam wieder auf und lockern Sie die Beine. Führen Sie 2 weitere Sätze aus. Atmen Sie die ganze Zeit über langsam und gleichmäßig.

Trainingstipp

Diese Übung erreicht Ihre Wirksamkeit ganz besonders durch das sogenannte Flow-Prinzip. Flow ist das englische Wort für „fließen". Mit dieser Methode ist gemeint, dass jeder Teil der Übung fließend, also ohne wesentliche Unterbrechungen, in den nächsten Teil übergeht.

Belohnung

Der „Wandsitz" trainiert den gesamten Rücken und die Beinmuskulatur. Er beugt wirksam Rückenproblemen vor und kräftigt die Haltemuskulatur Ihrer Wirbelsäule.

Fit mit Yoga

Diese Übungseinheit ist dem Yoga angelehnt. Ziel dieser Entspannungsmethode ist eine Harmonisierung des Menschen in sich. Der „Drehsitz" und das „Yogadreieck" sind nicht nur einer Verbesserung der Körperhaltung dienlich, sondern regen den gesamten Organismus an und unterstützen Atmung, Stoffwechsel und Kreislauf.

Drehsitz
Übungsablauf

- Stellen Sie Ihren Bürostuhl so hin, dass er sich nicht mitdrehen kann. Falls er eine hohe Rückenlehne hat, nehmen Sie bitte einen anderen Stuhl mit niedriger Lehne oder einen Hocker.
- Setzen Sie sich auf den Stuhl, die Füße sind hüftbreit aufgestellt. Halten Sie den Rücken gerade und ziehen Sie die Schultern nach unten weg von den Ohren.
- Drehen Sie jetzt den Oberkörper nach rechts, sodass der rechte Arm

hinter der Stuhllehne nach unten hängt.
- Mit der linken Hand greifen Sie an die Rückenlehne und ziehen den Oberkörper noch ein Stück weiter zur festhaltenden Hand hin.
- Drehen Sie den Oberkörper so weit wie möglich nach hinten, lassen Sie den rechten Arm als Hebel wirken und blicken Sie über die rechte Schulter nach hinten. Die Drehung sollte, vom Kreuzbein ausgehend, die gesamte Wirbelsäule erfassen, den Nacken durch Drehung des

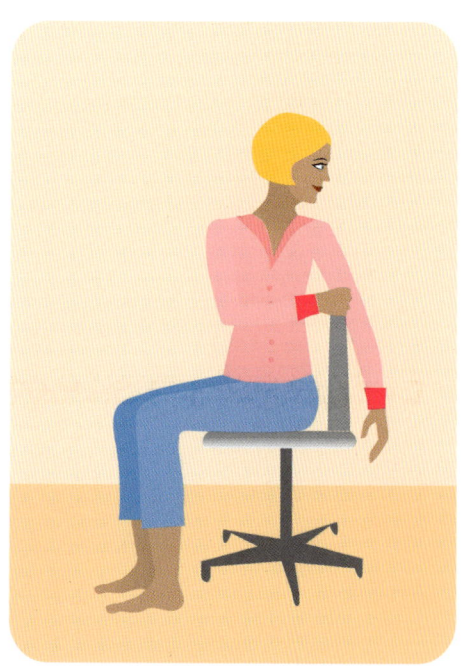

Kopfs eingeschlossen. Die Fußsoh-
len bleiben auf dem Boden stehen.

- Halten Sie die Schultern tief und
  atmen Sie ruhig weiter.
- Versuchen Sie, Ihren Oberkörper
  mit jedem Ausatmen noch ein
  Stück weiter zu drehen.
- Bleiben Sie etwa 10 Sekunden in
  dieser Stellung und kehren Sie
  dann ganz langsam in die Ausgangsposition zurück.
- Als Ausgleich ist die Gegendrehung
  wichtig: Sie kommen zur Mitte zurück und drehen den Oberkörper
  ein Stück weiter nach links. Halten
  Sie diese Position kurz.
- Nehmen Sie wieder die Ausgangsposition ein und wiederholen Sie
  die Abfolge zur anderen Seite.
- Üben Sie jede Seite 5-mal.

Variation

Gehen Sie in die Ausgangsposition und
drehen Sie den Oberkörper nach hinten. Um die Drehung der Wirbelsäule
noch zu verstärken, strecken Sie den
hinteren Arm in die Waagerechte, die
Handfläche zeigt nach oben. Benutzen
Sie den Arm als Hebel und verstärken
Sie damit den Dehnungseffekt.

Gute Haltung

Den ganzen Tag zu sitzen, führt
zu einer Beugehaltung. Der Rücken wird rund und die Bauchmuskulatur verkürzt auf Dauer.
Hinzu kommt, dass die falsche
Haltung das Zwerchfell be-
engt. Dadurch wird die Atmung
behindert, und die Organe können nicht mehr richtig arbeiten.
Bis zu 40 Prozent der Leistungsfähigkeit werden gebunden.
Die Übung „Drehsitz" beugt
diesen Beschwerden vor.

Trainingstipp

Der „Drehsitz" baut Stress ab, beruhigt und stärkt die Nerven. Die
Übung gibt Kraft und bringt den
Menschen ins Gleichgewicht, in seine
Mitte zurück. Die körperliche Wirkung dieser Übung ist vielseitig: Sie
hält die Wirbelsäule flexibel, die
rumpfaufrichtende Muskulatur wird
gekräftigt, die Atmung – vor allem in
die Flanken hinein – wird vertieft. Die
Verdauung und die Organe im Ober-
bauch werden angeregt.

Yogadreieck

Übungsablauf

- Sie stehen mit dem Rücken zu einer Wand und berühren diese leicht. Der Abstand zwischen den Beinen entspricht etwa der eigenen Beinlänge, die Fußspitzen zeigen nach vorn. Halten Sie den Rücken gerade, die Arme hängen locker neben dem Körper.
- Führen Sie nun beide Arme über die Seite nach oben über den Kopf.
- Die Handflächen berühren sich. Lassen Sie den Atem bis in den Bauchraum fließen und lenken Sie Ihre ganze Aufmerksamkeit auf die Körpermitte.
- Führen Sie nun den rechten Arm zur Seite und beugen Sie sich beim Ausatmen in einem weiten Bogen nach rechts unten. Das Becken bleibt dabei nach vorn gerichtet.
- Lassen Sie den rechten Arm am Bein entlang so weit wie möglich in Richtung Fuß gleiten. Der linke Arm bleibt gerade nach oben gestreckt.

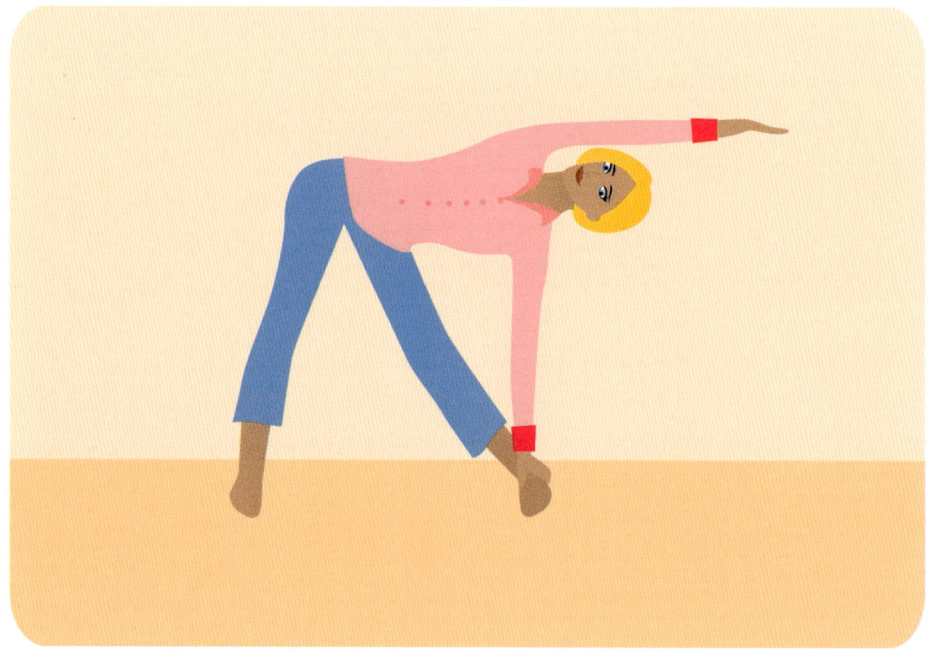

- Drehen Sie den Kopf nach oben und richten Sie den Blick auf die linke Hand. Atmen Sie in die linke Flanke und genießen Sie die Dehnung der Körperseite. Halten Sie die Position 5 Atemzüge lang.
- Richten Sie sich beim Einatmen auf, die Arme bleiben seitlich ausgestreckt.
- Senken Sie die Arme, machen Sie eine kurze Pause und wiederholen Sie die Übung zur anderen Seite.
- Führen Sie das „Yogadreieck" 3-mal je Seite aus.

Variation

Für Fortgeschrittene eignet sich folgende Variation: Begeben Sie sich in die Ausgangsposition, stellen Sie sich dieses Mal aber frei in den Raum. Heben Sie die Arme in die Waagerechte und drehen Sie den Oberkörper nach rechts hinten. Die Arme bleiben gestreckt, die Schultern sind entspannt. Die Fußspitzen dürfen sich in die Bewegungsrichtung mitdrehen. Senken Sie nun den Oberkörper nach unten und greifen Sie mit der linken Hand an Ihren rechten Fuß. Der rechte Arm bleibt nach oben gestreckt. Halten Sie den Kopf zwischen den Armen. Der Blick geht geradeaus nach hinten. Drehen Sie den Kopf nach oben und blicken Sie zum nach oben gestreckten Arm. Halten Sie die Stellung kurz, atmen Sie ruhig weiter und lösen Sie die Position langsam wieder auf. Der rechte und der linke Arm sollten die ganze Zeit über eine Linie bilden. Wechseln Sie dann die Seite. Wiederholen Sie die Übung 3-mal je Seite und achten Sie dabei stets auf eine langsame Ausführung mit möglichst fließenden Bewegungsübergängen. Es ist nicht entscheidend, wie weit Sie mit der Hand nach unten greifen können. Weniger Geübte bleiben mit der Hand in Kniehöhe und dehnen dann langsam weiter nach unten.

Trainingstipp

Richten Sie Ihre Aufmerksamkeit zunächst auf die Ausführung der Übung. Konzentrieren Sie sich auf einen ruhigen, stabilen Stand, auf die Körpermitte, die Flankendehnung und einen entspannten Schulter- und Nackenbereich. Erst wenn Sie sich sicher fühlen, achten Sie auf die Atmung.

Bauch aktiv

Manche Entscheidungen trifft man am besten aus dem Bauch heraus – manchmal auch, wenn es darum geht, ein kniffliges Problem zu lösen. Allerdings steht unsere Körpermitte im Büroalltag ziemlich unter Druck und droht ihr untrügliches Gespür zu verlieren. Im Sitzen wird der Bauch ständig zusammengepresst und ist oft gegen den Schreibtisch gedrückt. Durch gezielte Übungen kön-

nen Sie die Bauchmuskulatur wieder aktivieren, aber auch gezielt Stress entgegenwirken. Sie fühlen sich tatkräftiger und entscheidungsfreudiger.

Kraftheber

Übungsablauf

- Setzen Sie sich auf Ihren Bürostuhl, die Beine sind hüftbreit am Boden aufgestellt. Ober- und Unterschenkel bilden einen 90-Grad-Winkel. Achten Sie auf eine gerade Haltung und nehmen Sie die Schultern nach unten.
- Umfassen Sie nun mit beiden Händen den rechten Oberschenkel von unten.
- Heben Sie das rechte Bein vom Boden ab und strecken Sie es.
- Ziehen Sie nun im Wechsel die Fußspitze an und strecken Sie sie wieder. Wiederholen Sie diese Bewegung 10-mal und wechseln Sie dann die Seite.
- Stützen Sie nun die Hände auf der Sitzfläche ab, die Fingerspitzen zeigen nach vorn. Heben Sie das rechte Bein wieder an und beugen und strecken Sie es im Wechsel. Achten

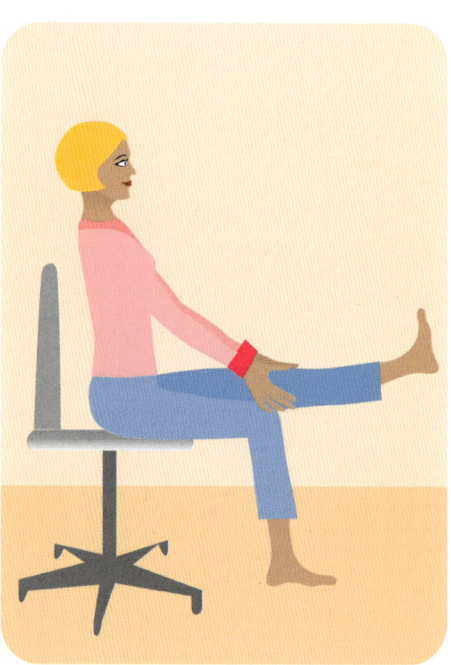

Sie dabei besonders auf einen geraden Rücken und eine entspannte Schulterpartie.

- Wiederholen Sie die Übung 10-mal in ruhigem Tempo.
- Wechseln Sie die Seite.
- Lockern Sie anschließend die Beine, heben Sie dann wieder das rechte Bein an und lassen Sie es kreisen. Führen Sie 5 Kreise im Uhrzeigersinn aus und anschließend 5 Kreise in die Gegenrichtung.
- Wechseln Sie erneut die Seite. Wiederholen Sie den Bewegungsablauf insgesamt 3-mal je Bein.

Variation

Versuchen Sie beide Übungen auch ohne Unterstützung der Hände. Spannen Sie dabei die Bauchmuskulatur an und achten Sie darauf, nicht ins Hohlkreuz auszuweichen. Wer bereits etwas geübter ist, versucht beide Beine vom Boden abzuheben und 7 Sekunden lang oben zu halten.

Hilfsmittel

Setzen Sie sich mit einem Aktenordner in der Hand auf Ihren Bürostuhl. Strecken Sie beide Beine und nehmen Sie sie etwas weniger als hüftbreit auseinander. Ziehen Sie die Fußspitze zum Körper und stützen Sie sich auf der Sitzfläche ab. Legen Sie den Aktenordner auf die Beine und halten Sie ihn mit den angewinkelten Füßen fest. Heben Sie die gestreckten Beine insgesamt 10-mal vom Boden ab und senken Sie sie langsam wieder. Legen Sie anschließend eine kurze Pause ein und wiederholen Sie die Übung 2 weitere Male. Wenn Sie schon geübter sind, können Sie die Beine 5 bis 10 Sekunden über dem Boden halten, bevor Sie sie wieder absenken.

Aufgepasst

Wechseln Sie zwischendurch zu aktivem Sitzen. Sprich: Sie sitzen aus eigener Kraft vom Becken her stabilisiert aufrecht und lehnen sich dabei nicht an die Rückenlehne. Sie halten den Rücken also selbst mithilfe Ihrer Bauch- und Rückenmuskulatur. Achten Sie darauf, den Bürostuhl höher einzustellen, sodass das Becken höher ist als die Knie. Rutschen Sie an die Stuhlvorderkante und stellen Sie die Beine parallel und fest auf den Boden.

Radeln

Übungsablauf

- Setzen Sie sich auf einen Hocker oder Tisch, die Beine sind hüftbreit am Boden aufgestellt. Rutschen Sie nach vorn an die Stuhlkante, neigen Sie den Oberkörper etwas nach hinten und stützen Sie sich mit beiden Händen auf der Stuhlfläche ab. Die Fingerspitzen zeigen nach vorn.
- Halten Sie den Rücken gerade, spannen Sie die Bauchmuskulatur an, der Schultergürtel bleibt entspannt.

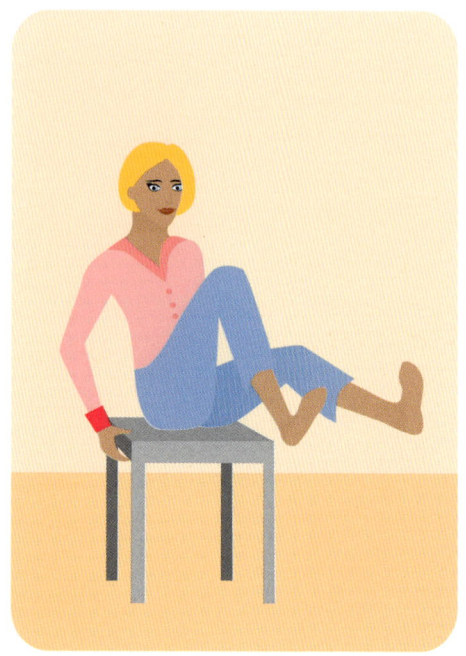

- Heben Sie jetzt beide Beine vom Boden ab und versuchen Sie, Ihr Gleichgewicht zu finden.
- Strecken Sie das rechte Bein und ziehen Sie gleichzeitig das linke Knie in Richtung Oberkörper – so, als ob Sie Radfahren wollten.
- Radeln Sie ca. 10-mal. Atmen Sie dabei ruhig und gleichmäßig weiter und achten Sie auf eine rhythmische Bewegungsabfolge.
- Nach diesem Satz können Sie zur Entspannung eine kurze Pause einlegen, indem Sie beide Beine beugen und in Richtung Brust ziehen, aber nicht am Boden abstellen.
- Führen Sie insgesamt 3 Übungssequenzen aus. Senken Sie danach die Beine langsam ab und lockern Sie die Oberschenkel.
- Kehren Sie anschließend in die Ausgangsposition zurück, heben Sie wieder beide Beine vom Boden ab, strecken Sie das rechte Bein und ziehen Sie das linke Knie in Richtung Oberkörper.
- Legen Sie die linke Hand knapp unterhalb das Knie. Halten Sie die

Spannung 5 Sekunden lang und wechseln Sie dann die Seite.

- Setzen Sie die Beine kurz ab, lockern Sie sie aus und wiederholen Sie die Übung weitere 2 Male.

Variation

Für Geübte: Nehmen Sie die in der Grundübung beschriebene Ausgangsposition ein. Heben Sie beide Füße an und ziehen Sie die Knie in Richtung Oberkörper. Sie sitzen nun mit angezogenen Beinen auf dem Stuhl. Halten Sie die Unterschenkel parallel und kippen Sie beide Beine abwechselnd nach rechts und links. Wechseln Sie 6-mal von rechts nach links, stellen Sie dann die Beine auf dem Boden ab und lockern Sie sie aus. Heben Sie nach einer kurzen Pause wieder beide Beine an und drehen Sie sie seitwärts. Bleiben Sie in dieser Position und „radeln" Sie los. Wiederholen Sie die Radfahrbewegung 10-mal je Bein, legen Sie eine kurze Pause ein und führen Sie 2 weitere Sätze aus.

Für Profis: Möchten Sie die Übung noch wirkungsvoller für Ihre Bauchmuskulatur gestalten, dann beugen und strecken Sie beide Beine gleichzeitig. Dazu drehen Sie die gebeugten Beine zunächst zur rechten Seite, beugen und strecken sie hier und wiederholen diese Bewegung auch in der Mitte und auf der linken Seite. Atmen Sie beim Strecken der Beine ein und beim Beugen aus.

Achten Sie besonders auf Ihren Rücken: Vermeiden Sie unbedingt ein Hohlkreuz. Wichtig ist es außerdem, die Bewegungen langsam und kontrolliert auszuführen.

Trainierte Bauchmuskeln

Eine kräftige Bauchmuskulatur ist für unsere Gesundheit sehr wichtig. So wird der Rücken u. a. von den Bauchmuskeln gehalten. Sind diese „Halteseile" zu schwach, sackt er in sich zusammen.

Gut trainierte Bauchmuskeln vermindern außerdem den Druck auf die Bandscheiben, vor allem beim Heben schwerer Lasten.

Vitality

Sie kehren nach dem Mittagessen an Ihren Schreibtisch zurück und sind träge, können sich nicht konzentrieren, die Leistungsbereitschaft ist gleich null? Dann schlagen Sie mit etwas Bewegung dem Durchhänger ein Schnippchen und bringen Sie Ihren Kreislauf wieder in Schwung!

Aufwachen

Übungsablauf

- Stellen Sie sich aufrecht hin und lockern Sie Ihre Arme und Beine kurz aus.
- Heben Sie jetzt das rechte Knie möglichst weit nach oben und tippen Sie damit an den linken Ellenbogen. Versuchen Sie, den Oberkörper möglichst aufrecht zu halten. Das Brustbein zieht nach oben, Ihr Blick geht geradeaus.
- Stellen Sie den Fuß wieder auf dem Boden ab und wechseln Sie zur anderen Seite. Achten Sie auf einen fließenden Bewegungsablauf und eine gleichmäßige Atmung.

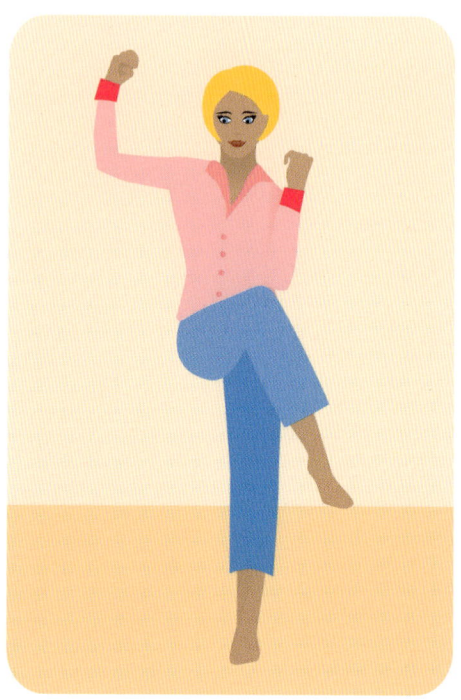

- Tippen Sie im Wechsel mit jedem Knie 10-mal an den Ellenbogen, legen Sie dann eine kurze Pause ein und wiederholen Sie die Übung ein weiteres Mal.

Variation

Kranich: Stellen Sie sich hin, die Beine sind hüftbreit geöffnet, die Arme hängen locker neben dem Körper. Beugen Sie jetzt das rechte Knie, nehmen Sie den Unterschenkel nach hinten und berühren Sie hinter dem Körper den rechten Fuß mit der linken Hand. Führen Sie den Fuß so weit wie möglich nach oben. Setzen Sie das Bein wieder ab und heben Sie dann den linken Fuß zur rechten Hand. Sie können die Übung intensivieren, indem Sie die Oberschenkel mit nach hinten nehmen. Führen Sie die Übung 10-mal mit jedem Bein durch, lockern Sie kurz die Beine und wiederholen Sie die Übungssequenz insgesamt 3-mal.

Storch: Stellen Sie sich aufrecht hin, die Beine sind hüftbreit geöffnet, die Arme hängen locker neben dem Körper. Heben Sie jetzt das rechte Bein gestreckt vom Boden ab und führen Sie es gerade nach oben. Berühren Sie mit der linken Hand die rechte Fußspitze. Wenn Ihnen die Übung schwerfällt, nehmen Sie als Ausgangsposition einen leichten Ausfallschritt ein und heben das Bein mit etwas Schwung nach vorn. Üben Sie 5-mal mit dem rechten Bein und danach mit dem linken. Lockern Sie die Beine und führen Sie 2 weitere Sätze aus.

Kreuz: Stellen Sie sich aufrecht hin, die Beine sind hüftbreit geöffnet, die Fußspitzen zeigen leicht nach außen.

Verkreuzen Sie die Arme vor der Brust, die Fingerspitzen zeigen nach oben, die Handflächen nach außen. Konzentrieren Sie sich einen Moment und verlagern Sie Ihr Gewicht auf das linke Bein. Kreuzen Sie das rechte Bein vornüber. Strecken Sie gleichzeitig die Arme v-förmig nach oben. Verweilen Sie ein paar Sekunden in dieser Position und machen Sie sich groß. Kehren Sie dann in die Ausgangsposition zurück. Verlagern Sie nun Ihr Gewicht auf das rechte Bein und kreuzen Sie das linke Bein vornüber, die Arme strecken Sie wieder v-förmig nach oben. Wiederholen Sie die Übung 5-mal je Seite. Legen Sie eine kurze Pause ein und wiederholen Sie die Übungssequenz ein weiteres Mal.

Koordination

Die körperliche Koordination rechts/links regt die geistige Koordination der rechten und linken Gehirnhälfte an, d. h. die Koordination zwischen dem Gefühl, den Emotionen und der Logik.

Ballast abwerfen

Übungsablauf

- Stellen Sie sich aufrecht hin, die Beine sind hüftbreit geöffnet.
- Kreuzen Sie die Arme vor dem Körper und ballen Sie die Hände zur Faust. Die Daumen sind in der Faust eingeschlossen.
- Senken Sie den Kopf zur Brust und sammeln Sie sich für einen kleinen Moment.

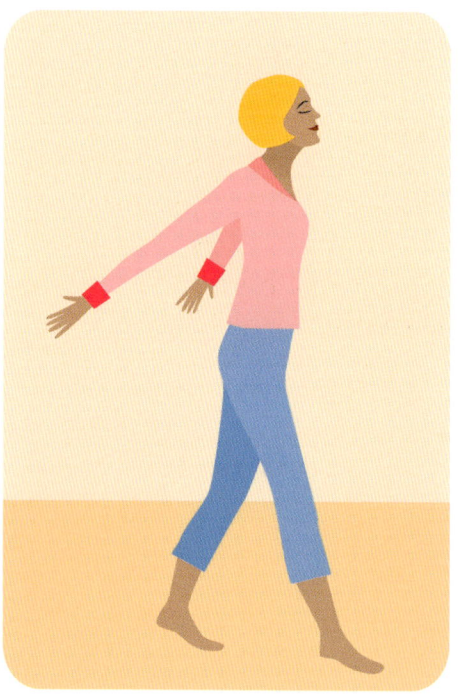

- Heben Sie jetzt das Brustbein und schauen Sie nach oben. Gleichzeitig machen Sie mit dem rechten Bein einen Schritt nach vorn und schleudern die Arme in einer schnellen Bewegung nach hinten unten. Öffnen Sie dabei die Hände und spreizen Sie die Finger, die Handflächen zeigen nach hinten. Stellen Sie sich vor, Sie würden Ballast abwerfen und sich von einer schweren Last befreien.
- Anschließend stellen Sie das rechte Bein zurück und führen die Arme wieder vor die Brust. Ballen Sie die Hände zur Faust und sammeln Sie sich einen Moment, um dann erneut Ihre Last abzuwerfen.
- Wiederholen Sie die Übung 7-mal. Konzentrieren Sie sich dabei vor allem auf die bildhafte Vorstellung, Ihren Ballast abzuwerfen. Schnüren Sie gedanklich ein Päckchen von alldem, das Sie loswerden möchten.

Variation

Begeben Sie sich in die Ausgangsposition. Nehmen Sie die Hände zur Brust und ballen Sie die Fäuste, die Daumen sind in der Faust eingeschlossen. Konzentrieren Sie sich und sammeln Sie Ihre Energie. „Igeln" Sie sich ein und machen Sie den Rücken rund. Öffnen Sie nach kurzer Zeit die Arme in einer weiten Bewegung nach oben, rollen Sie sich gleichzeitig auf und machen Sie einen großen Schritt nach vorn. Stre-

Ärger wegkicken

Den Ärger bildlich wegkicken können Sie durch folgende Übung: Begeben Sie sich in die Ausgangsposition. Winkeln Sie die Arme an und stützen Sie die Hände in die Hüften. Verlagern Sie jetzt Ihr Körpergewicht auf das linke Bein und schieben Sie den Oberkörper ebenfalls nach links. Kicken Sie mit dem rechten Bein zur Seite, die rechte Hand bildet gleichzeitig eine Faust und stößt nach rechts.
Es ist nicht entscheidend, wie hoch Sie Ihr Bein zur Seite kicken, sondern welche Energie Sie in die Bewegung setzen. Wiederholen Sie die Übung im Wechsel 8-mal je Seite.

cken Sie sich weit nach oben und machen Sie sich groß. Stellen Sie sich vor, Sie wären eine Blüte, die sich öffnet und Sonne tankt. Nehmen Sie das Bein wieder zurück, machen Sie den Rücken rund und führen die Hände, zur Faust geballt, zurück zur Brust. Stellen Sie sich vor, dass sich die Blüte schließt. Wiederholen Sie die Übung 7-mal und wechseln Sie dabei das Bein, das den Schritt nach vorn macht, ab. Auch bei dieser Übung ist die bildhafte Vorstellung besonders wichtig. Deshalb wird beim „Sonne tanken" auch verweilt, bis man aufgetankt hat.

Aufgepasst

Diese Übung stammt aus der Eurythmie, einer Form der darstellenden Kunst mit ganzheitlichem Bewegungsansatz, und löst körperliche und seelische Blockaden.

Trainingstipp

Sie können die Wirkung der Übung mithilfe Ihrer Atmung intensivieren. Atmen Sie bis in den Bauch und lassen Sie angestaute Energie mit dem Ausatmen nach draußen.

Tranquility

E s ist erstaunlich, wie groß die unbewusste Kontrolle unserer Atmung ist, und wie sehr das Atmen selbst unsere Gefühlswelt beeinflusst. Richtig atmen beruhigt die Seele, erfrischt den Geist und gibt uns neue Energie. Dennoch atmen wir meist unvollständig und hastig. Die nachfolgenden Atemübungen fördern die seelische Balance und geben Selbstvertrauen.

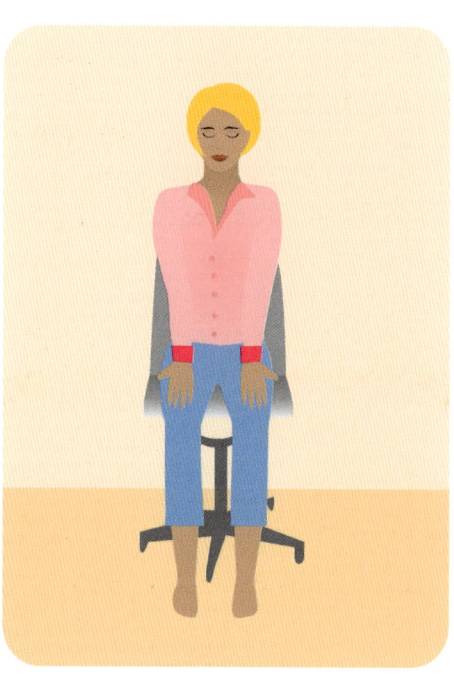

Meditatives Atmen

Übungsablauf

- Setzen Sie sich entspannt auf Ihren Bürostuhl, die Beine stehen hüftbreit auf dem Boden. Legen Sie die Hände auf die Oberschenkel, die Arme sind leicht gebeugt, die Handflächen zeigen nach oben.
- Schließen Sie die Augen und spüren Sie in sich hinein. Achten Sie auf eine gerade Haltung und entspannte Schultern. Lockern Sie eng anliegende Kleidung oder Gürtel etwas.
- Finden Sie Ihren eigenen Atemrhythmus. Atmen Sie durch die Nase ein und durch den Mund wieder aus. Spüren Sie, wie sich beim Ausatmen Brustkorb und Bauch ausdehnen. Beim Einatmen ziehen Sie den Bauch so weit wie möglich ein.
- Lenken Sie alle Gedanken auf die Atmung und vergessen Sie Ihre Sorgen und Probleme.
- Versuchen Sie, möglichst langsam und bewusst ein- und auszuatmen – so kommen Sie zur Ruhe.
- Atmen Sie auf diese Weise etwa 2 Minuten lang.

Variation

Nasenatmung: Setzen Sie sich aufrecht auf Ihren Bürostuhl. Verschließen Sie mit dem Ringfinger das linke Nasenloch. Atmen Sie ein, während Sie langsam bis 4 zählen. Verschließen Sie dann mit dem Daumen das rechte Nasenloch, das linke bleibt ebenfalls geschlossen. Halten Sie den Atem einige Sekunden lang an, bevor Sie das linke Nasenloch öffnen und ausatmen, das rechte Nasenloch bleibt geschlossen. Versuchen Sie, sich dabei vorzustellen, wie der Atemstrom an der Wirbelsäule entlang spiralförmig abwärts fließt, dort verweilt und anschließend ebenfalls spiralförmig wieder nach oben steigt. Atmen Sie 2 Minuten lang auf diese Weise weiter.

Das Einatmen durch das rechte Nasenloch und das Ausatmen durch das linke aktivieren und stimulieren. Führt man die Übung umgekehrt aus, wird man ruhiger.

Rippenatmung: Setzen Sie sich aufrecht auf Ihren Bürostuhl. Atmen Sie aus und spannen Sie die Bauchmuskulatur an, um jede Atmung mit dem Zwerchfell zu vermeiden. Legen Sie die Handflächen jeweils auf eine Seite des Brustkorbs, die Finger zeigen zueinander. Atmen Sie jetzt ein und versuchen Sie dort, wo Ihre Hände aufliegen, den Brustkorb zu dehnen und zugleich die Rippenzwischenräume zu vergrößern. Atmen Sie anschließend aus, wobei Sie die Handflächen zueinanderschieben – so, als ob Sie den Brustkorb zusammendrücken wollten. Atmen Sie 2 Minuten lang auf diese Weise weiter.

Trainingstipp

Achten Sie auch im Alltag ganz bewusst auf Ihre Atmung. Sitzen Sie in einem anstrengenden Meeting oder erwartet Sie eine Telefonkonferenz? Dann atmen Sie tief ein und aus. Das entspannt.

Richtig atmen

In der Ruhe liegt die Kraft: Die ideale Atmung ist tief, langsam, leise und leicht. Bewusste Atmung ist eines der wichtigsten Mittel, um die organische Widerstandskraft zu steigern.

Energieball

Übungsablauf

- Stellen Sie sich entspannt und aufrecht hin. Die Füße sind hüftbreit am Boden aufgestellt.
- Konzentrieren Sie sich auf eine Situation in Ihrem Leben, in der Sie glücklich waren und schalten Sie unruhige Gedanken mental aus.
- Formen Sie mit Ihren Händen einen Ball, indem Sie die Handflä-

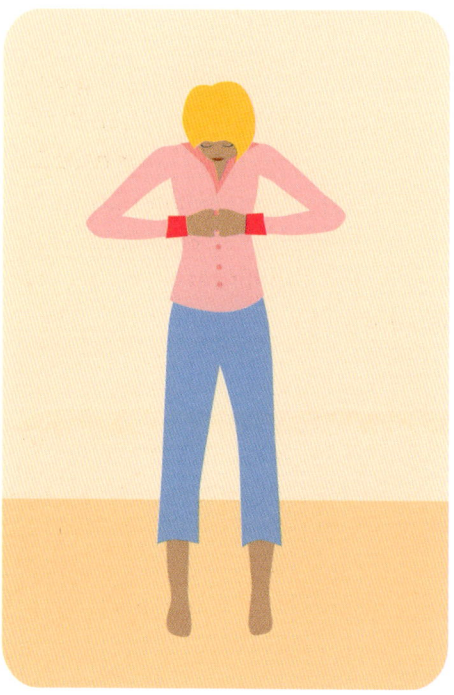

chen leicht wölben und zueinanderführen. Umschließen Sie damit Ihre positiven Gedanken. Sie formen sozusagen Ihre eigene Glückskugel.
- Bringen Sie die Hände näher zusammen und lassen Sie den Ball immer kleiner und komprimierter werden.
- Formen Sie schließlich mit den Händen eine Faust und nehmen Sie die Energie darin auf. Die beiden Fäuste befinden sich vor Ihrer Brust, blicken Sie nach unten auf die geschlossenen Fäuste und konzentrieren Sie sich ganz auf das Glück in Ihren Händen.
- Öffnen Sie dann die Faust, nehmen Sie die Arme auseinander und strecken Sie sie zur Seite. Die geöffneten Handflächen zeigen nach oben. Stellen Sie sich vor, Sie würden inmitten dieser positiven Strahlung sitzen, dieser glücklichen Situation aus Ihrem Leben. Lassen Sie sich von diesem Gedanken einhüllen und überdecken Sie damit alle Sorgen, die Sie vielleicht vorher beherrscht hatten.
- Genießen Sie die „Glücksstrahlung" und wiederholen Sie die Übung ein weiteres Mal, indem Sie

noch etwas tiefer in den „Glücks-moment" abtauchen und kurz darin verweilen.

Variation

Kraft sammeln: Begeben Sie sich in die Ausgangsposition, die Arme hängen locker neben dem Körper. Beugen Sie den Oberkörper nach unten zu den Knien und nehmen Sie dabei die Oberarme nach vorn und zusammen. Die Hände liegen auf dem Hinterkopf. Ihr Gesicht versinkt ganz in dem gebeugten Arm. Konzentrieren Sie sich auf Ihre Körpermitte und sammeln Sie dort all Ihre Energie.
Kleiner Sonnengruß: Gehen Sie in die Ausgangsposition. Legen Sie die Handflächen vor der Brust zusammen und pressen Sie sie kräftig gegeneinander. Die Fingerspitzen zeigen dabei nach oben. Reiben Sie anschließend Ihre Handflächen, um sie daraufhin etwa 10 cm auseinanderzubewegen und zu versuchen, die Energie dazwischen zu sammeln. Wenn die „Sonne" zwischen Ihren Händen fühlbar ist, strecken Sie die Arme v-förmig nach oben und lassen sie überall scheinen. Heben Sie dabei Ihr Brustbein an. Halten Sie diese Stellung etwas, senken Sie dann die Arme wieder und beginnen Sie von vorn. Wiederholen Sie die Übung „Energieball" 3-mal.

Trainingstipp

Sie können zur Energetisierung auch ein Bild verwenden, das Ihnen Kraft gibt. Stellen Sie sich z. B. vor, dass Ihnen ein erfrischender Springbrunnen neue Energie liefert. Benutzen Sie Ihre Fantasie, um dieses Bild auszumalen und nutzen Sie die positive Wirkung, die davon ausgeht.

Schlechte Gefühle ade

Dieses kleine Entspannungstraining schafft Distanz zu schlechten Gefühlen und verbessert die Selbstwahrnehmung. Speichern Sie mental die aufgenommene Energie, und Sie werden sich erfrischt und wach fühlen – das ideale Work-out für den stressigen Büroalltag.

Gezielt trainieren